Familie Sablok

W0384895

Ayurveda Koch- & Gewürzbuch Teil I

Nicht der ist gesund, der gut isst, sondern der, der gut verdaut!

Sita Ram Verlag

„Nur ein Leben, das im Dienst an andere steht, bringt Früchte."

Mahatma Gandhi Ji

ISBN: 978-3-9812796-4-1
4. Auflage 2014
© by Sita Ram Verlag

Urheberschutz und Haftungsausschluss
Wir weisen darauf hin, dass die Informationen und Rezepte in diesem Kochbuch auf eigenen Erfahrungswerten beruhen und ausschließlich als Empfehlungen zu betrachten sind. Diese schließen im Bedarfsfall selbstverständlich den ärztlichen Rat nicht aus. Alle Angaben sind ferner urheberrechtlich geschützt. Die Vervielfältigung und Verbreitung ist demnach nicht gestattet. Bitte haben Sie Verständnis dafür, dass wir für Änderungen, Irrtümer und Druckfehler keine Haftung übernehmen können. *Vielen Dank.*

Inhalt *Seite*

Soziales Tun

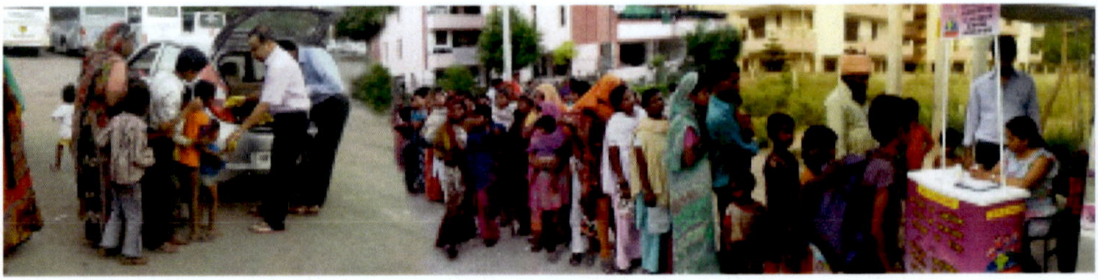

Fünf kleine arme Kinder, deren Hütte vom heftigen Sturm weggefegt wurde - die ohne Schutz zurückbleiben, dem Regen und der Kälte ausgesetzt...

... das war 1997 der Beginn des Vereins **Shree Om Baba Ji.**

Der Verein ist als mildtätig und gemeinnützig anerkannt und kümmert sich unabhängig von Religion oder Kaste um schwere Schicksale von Groß und Klein - ganz unbürokratisch, effektiv und nachhaltig.

Einige Meilensteine wie folgt:

1997 - 2006:
- Idee zur Vereinsgründung und Beginn der Schulbetreuung für 5 Kinder
- Schulbildung auf 2 Gebiete ausgeweitet
- Gesicherte Schulbildung für insgesamt 106 Schützlinge

2007:
- Eröffnung einer medizinischen Station, die kostenlose Hilfe anbietet

2010:
- Gründung der ersten Nähschule
- Gesicherte Schulbildung für 270 Kinder

2011:
- Gründung einer weiteren Nähschule
- Hilfspakete für Bedürftige
- Gesicherte Schulbildung für 320 Schützlinge

2013:
- Wasserbrunnen (elektr.) für 2000 Menschen
- 6 Nähschulen für arme Mädchen und Frauen
- Gesicherte Schulbildung für über 400 Kinder
- Hilfspakete-Aktion für Bedürftige erweitert
- Verteilen von wärmenden Decken im Winter
- Neues Projekt „Mobile Gesundheit" in Vorbereitung

2014:
- 13 Nähschulen für arme Mädchen und Frauen
- Gesicherte Schulbildung für über 500 Kinder
- Mobile Gesundheit in diversen Einsatzorten
- Obst und Gemüse sowie Sofort-Nothilfe

2015:
- Gesicherte Schulbildung für aktuell über 500 Kinder (2.500 Absolventen)
- 24 Nähschulen für mittellose und hilfsbedürftige Mädchen
- Über 400 erfolgreiche Absolventinnen der Nähkurse bislang
- Unbürokratische Soforthilfe bei schweren Schicksalsschlägen

An diesen Orten helfen wir

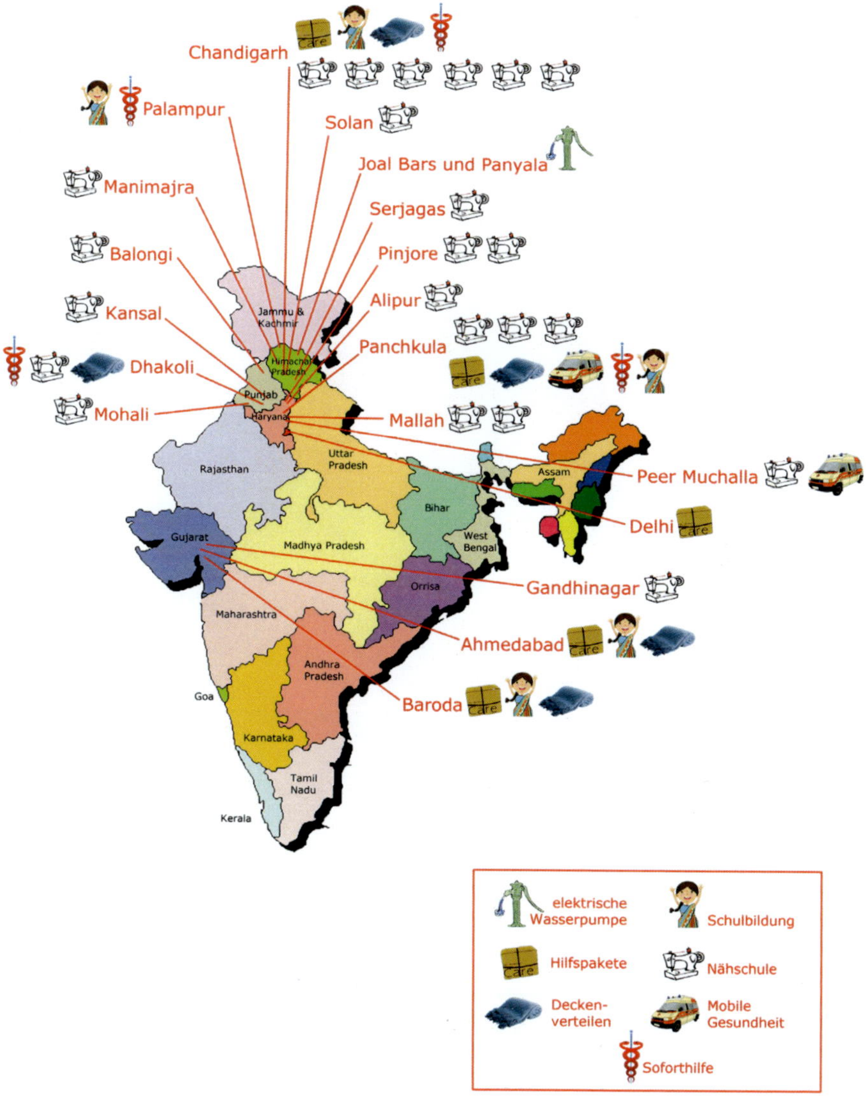

www.Aumpage.de

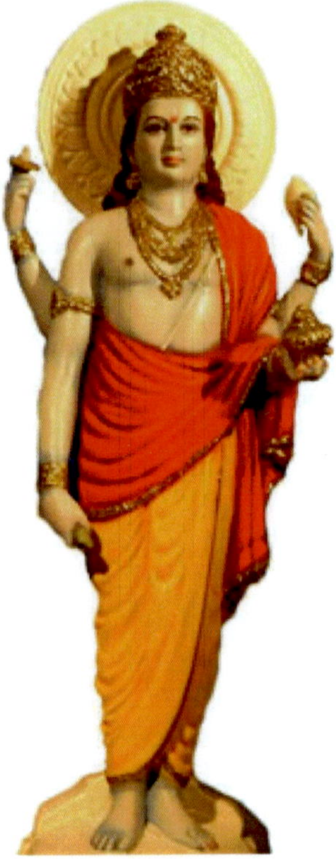

SHREE DHANVANTARI JI

ist der Gott der Heilkunst. Der Legende nach hat er die Wissenschaft der Ayurveda an die von Leid und Krankheit geplagte Menschheit übermittelt.

Ayurveda ist bei weitem mehr als nur eine (kommerzielle) Modeerscheinung unserer Zeit oder Entspannungsmöglichkeit aus dem „Wellness-Angebot". Sie ist die älteste überlieferte Weisheit, Heilkunde und Kochkunst der Welt und wird aus dem Sanskrit als „das Wissen vom langen Leben" („ayus" – langes Leben, „veda" – Wissen), übersetzt.

In der Ayurveda unterscheidet man zwischen drei unterschiedlichen Konstitutionstypen (Doshas), die idealerweise in Harmonie zueinander sein sollten. Diese drei Doshas sind:

- Vata - Luft
- Pita - Feuer
- Kapha - Wasser

Wir möchten Sie nicht mit vielen Informationen überfluten sondern Ihnen die ayurvedischen Prinzipien so vermitteln, dass diese jeder von Ihnen leicht in den Alltag einbringen kann.

In der Ayurveda-Küche kocht man mit Gebeten, positiven Gedanken und Konzentration. Denn wenn man mit Freude und guten Worten kocht, lässt sich das beste und bekömmlichste Essen hervorzaubern. Auch harmonieren die Zutaten der Gerichte gut mit den sorgfältig ausgewählten Gewürzen. Die ayurvedische Ernährung ist rein vegetarisch. Vieles wird heutzutage jedoch auf die vermeintlichen Bedürfnisse des Westens angepasst. Dies hat zur Folge, dass die ayurvedische Weisheit verfälscht wird, ähnlich wie aus dem traditionellen Yoga das „Power-Yoga" abgeleitet wurde.

Nicht der ist gesund, der gut isst,
sondern der, der gut verdaut!

Die Verdauung ist von unserem seelischen Zustand und von unserer Denkweise abhängig. Wird einem dieser beiden Bereiche nicht ausreichend Beachtung geschenkt, wird der Körper krank. Ist beispielsweise unsere Psyche angeschlagen, fehlt auch oft der Appetit. Unsere Psyche ist abhängig von unseren Gedanken, die Gedanken vom Atem und unser Atem ist abhängig von Meditation und Weisheit. Die (negativen) Auswirkungen schlagen sich vor allem auf unseren Magen nieder. Für eine gesunde Verdauung sind deshalb mindestens 5 Minuten Atemübungen und 10 Minuten Meditation täglich sehr wichtig.

Für unser Wohlbefinden ist auch der Humor nicht wegzudenken. Wir sollten nicht „eng“ und „streng“ essen, sondern mit Gelassenheit und Freude. Mit Zorn wird das beste Essen zum Gift, doch der Humor wandelt sogar Gift in „Amrit“ (göttlichen Nektar) um. „Amrit“ macht die Qualität des Essens aus, und nicht der Preis: sonst würden Menschen, die sich teure (oder viele) Lebensmittel leisten können, nie krank werden.

Je nach seelischem Zustand steigt bei Angst und Ärger der Adrenalinspiegel, beim Lachen aber wird die Serotoninausschüttung stimuliert. Serotonin ist ja bekanntlich für unseren „Glückshormon-Haushalt“ und unser gesamtes Wohlbefinden verantwortlich.

Die ayurvedische Lebensweise beinhaltet u. a. die Reinigung von Körper, Geist und Seele. Es ist besonders wichtig, vor dem Kochvorgang und vor der Nahrungsaufnahme ein Gebet zu sprechen. Gebet als Ausdruck der Dankbarkeit. Folgen Sie der Stimme Ihres Herzens. Für Gebete gibt es kein Patentrezept. Jeder kann dabei seiner eigenen Religion bzw. Glaubensrichtung folgen. Gott „versteht“ alle Religionen und vor allem alles, was von Herzen kommt. Ein Gebet zu sprechen, bedeutet „Danke“ zu sagen. Viele Menschen haben nichts zu essen, auf Grund von Katastrophen kein Dach über dem Kopf, usw. Es ist bei weitem nicht alles so selbstverständlich wie wir es erachten. Dafür sollte man sich jeden Tag bedanken.

Wir möchten nun den folgenden Seiten etwas vorgreifen und ein paar wichtige Punkte hervorheben:
In der ayurvedischen Küche dürfen Ingwer und Curcuma nie fehlen. Ab Seite 68 ff. können Sie mehr darüber lesen. Dort finden Sie einen Einstieg in die ayurvedische Gewürzküche.

Nicht nur die Zubereitung des Essens ist wichtig, sondern auch die Nahrungsaufnahme. So sollte man bis zu einer Stunde vor dem Essen nie trinken, da sonst die Magensäure, die für die Verdauung zuständig ist, verdünnt wird und daraufhin die verzehrten Nahrungsmittel nicht vollständig verdaut werden können. Es bilden sich dann unerwünschte und den Körper unnötig belastende Giftstoffe.

Ebenso sollte man eine Stunde vor und eine halbe Stunde nach dem Obstessen nichts trinken, da dies sonst zu Blähungen führen kann. Weitere wertvolle Tipps erfahren Sie individuell auf den folgenden Seiten.

Ebenfalls möchten wir Sie bitten, sich nicht von unbekannten bzw. ungewöhnlich klingenden Namen abschrecken zu lassen: Die folgenden Gerichte sind einfach und schnell zubereitet. Es handelt sich dabei um energiesparende und vitaminschonende Rezepte, die seit unzähligen Generationen mündlich überliefert wurden. Beispielsweise ist die dargestellte Kochweise von Reis einmalig, Sie benötigen keinen teuren Reiskocher. Dank der angegebenen Querverweise und Erklärungen werden Sie sehen, wie Ihnen innerhalb kürzester Zeit so manches vertraut werden wird. Wir bitten die Rezepte und Mengenangaben der Gewürze nicht zu verändern, da sonst Wirkung und Geschmack beeinträchtigt werden.

Zum Kochen empfehlen wir Schnellkochtöpfe. Diese sind z.B. mit einem 2-Stufen-Sensor ausgestattet. Die erste Stufe eignet sich zum Kochen von Gemüse und kleineren Linsen, die zweite Stufe hingegen für Hülsenfrüchte wie z.B. Bohnen und Erbsen. Sie müssen keine Angst davor haben, da die Angebote aus dem Handel heutzutage sehr sicher in der Anwendung sind. Vor allem können Sie damit nicht nur Zeit, sondern auch Energie sparen – und die Vitamine im Essen bleiben weitgehend erhalten. Diese Energieersparnis kommt auch der Umwelt zu Gute. Kochen Sie nur soviel, wie Sie tatsächlich verzehren können, damit kein verbliebenes Essen entsorgt werden muss.

Abschließend möchten wir Ihnen gerne unsere beliebten ayurvedischen Kochseminare anbieten. Diese finden regelmäßig in kleinen Gruppen statt. Nähere Informationen und Termine entnehmen Sie bitte unserer Internetpräsenz unter **www.AyurvedaKochen.de**.

Gerne stehen wir Ihnen für Fragen jederzeit zur Verfügung. Senden Sie uns hierfür bitte eine eMail an: **info@AyurvedaKochen.de**.

Die drei Doshas (Bioenergien / Bioelemente)

Die 5 Grundelemente: Äther, Luft, Feuer, Wasser und Erde, die das Universum bilden, sind auch im menschlichen Körper vorhanden und zwar in Form der Lebens- oder Bioenergien: Vata, Pita und Kapha – in Ayurveda auch „Doshas“ genannt. Diese steuern und regulieren die Vorgänge des Körpers. Jeder wurde mit einer ganz spezifischen Dosha-Balance geboren, jeder enthält diese 3 Lebensenergien in sich und zwar in unterschiedlichster Ausprägung.

Vata

In der Natur :	Vaayu (Wind/Luft; Gottheit des Windes)
Eigenschaften:	rauh/trocken, leicht, mobil, schnell, kalt, spröde, nicht-schleimig
Funktionen:	Vaayu z.B. führt und kontrolliert den Geist, regelt die Funktion der Sinnesorgane, regelt Bewegung von Gelenken und Muskeln, fördert die Einheit des Körpers, ermöglicht die Sprache, ist die Wurzel des Hörorgans und des Tastsinns, ist die Quelle von Begeisterung und Mut, schafft grobe und feine Kanäle im Körper, stimuliert Agni (das Verdauungsfeuer), bildet den Fötus und erhält die Lebensspanne.

Pita

In der Natur :	Agni (Feuer/Sonne; Gottheit des Feuers)
Eigenschaften:	heiß, schneidend, flüssig, sauer, scharf
Funktionen:	Agni, im Körper in Pita enthalten, ist beispielsweise verantwortlich für Sehkraft, Verdauung, Körpertemperatur, Mut/Furcht, Verwirrung/Klarheit, Zorn/Erregung, Weichheit der Organe, Hunger/Durst.

Kapha

In der Natur :	Soma (Wasser/Mond; Gottheit des Mondes)
Eigenschaften:	ölig/feucht, glatt, weich, süß, dicht, fest, träge, starr, schwer, kalt, schleimig, transparent
Funktionen:	Soma, im Körper in Kapha enthalten, ist beispielsweise verantwortlich für Festigkeit/Lockerheit, Aufbau/Abbau, Tatkraft/Trägheit, Stärke/Schwäche, Verständnis/Illusion.

(Auszüge aus der Charaka Samhita, einem Teil der Veden)

Wird dieses Verhältnis etwa durch eine falsche Ernährung, Arbeits- und Lebensweise usw. ins Ungleichgewicht gebracht, zeigen sich zunächst Störungen, bleiben diese unbeachtet, können daraus Krankheiten entstehen. Die Beschwerden (körperliche, geistige oder seelische) sind demnach ein Zeichen dafür, dass jemand nicht in der Weise lebt, die seine Doshas in Balance hält.

Unsere Gerichte wirken harmonisierend auf alle 3 Lebensenergien, damit diese in Balance bleiben – und eignen sich sehr gut für eine gesunde ayurvedische Lebensweise.

Maß ist Medizin – Übermaß ist Gift

In der Ayurveda gilt die Grundregel:

- ca. ½ des Magens sollte für das Essen und
- ca. ¼ für Flüssigkeit sein.
- Den Rest (ca. ¼) des Magens leer lassen, damit die Nahrung besser verdaut werden kann.

Das Übermaß bezieht sich auf:

- die Menge des Essens
- die Menge der verwendeten Gewürze sowie
- die Menge an bestimmten Nahrungsmitteln, die man zu sich nimmt. Wer z.B. zu viele Auberginen isst, kann die Doshas ins Ungleichgewicht bringen. Auberginen erzeugen Wärme (=Pita); steigt die Wärme, wird Pita erhöht. Die Folge, das Ungleichgewicht könnte sich in Form einer Verstopfung äußern.

Mit einer gesunden Ernährung, die wir Ihnen in diesem und dem nächsten Buch (Teil II von „Nicht der ist gesund, der gut isst, sondern der, der gut verdaut!“ ISBN: 978-3-9812796-7-2) nahe bringen möchten, können Sie also einen Schritt in ein ausgeglicheneres Leben tun.

Ayurvedische Kochseminare, aber auch Ernährungsberatung sowie Yoga und Meditationen bieten wir für Interessierte in unserem Dharma Center an. Die aktuellen Termine finden Sie unter www.Dharma-Center.de oder telefonisch unter: +49 (0)162 43 88 646.

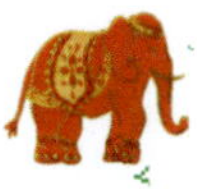

Schon gewusst?

Bereits Hippokrates kannte und schätzte die Ayurveda! Es wird sogar gesagt, dass die chinesische Medizin ihren Ursprung in der Ayurveda hat. Deshalb wird Ayurveda oft auch **„die Mutter der Medizin“** genannt.

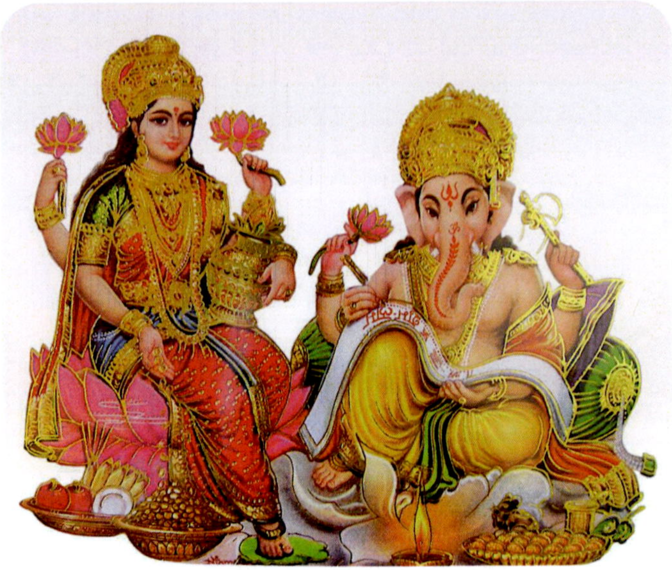

SHREE LAKSHMI MATA JI und SHREE GANESHA JI

Unser Schöpfer, der viele Namen hat, wird in verschiedenen Religionen unterschiedlich verehrt. In Indien wird mit jedem Namen ein bestimmter Aspekt der Göttlichkeit ehrfürchtig angebetet. Die Bilder und Figuren sind bis ins kleinste Detail eine Symbolik für die unzähligen Eigenschaften des Allmächtigen. So werden beispielsweise mit den vier Armen die vier Himmelsrichtungen angedeutet: das Göttliche, das überall ist und alles durchdringt.

In unserem Foto symbolisiert die indische Göttin Lakshmi Mata Ji die Schönheit, sowie den geistigen und materiellen Reichtum. Sie ist diejenige, die sich immer um das Wohl der Menschen sorgt und uns helfen möchte. Gott Ganesha Ji, der Beseitiger aller Hindernisse und der Inbegriff der Weisheit, wird mit Elefantenkopf dargestellt. Elefanten sind die stärksten und klügsten Tiere – und vegetarisch. Mit dieser Symbolik werden die hohe Intelligenz, die feine Wahrnehmung, Sensibilität und Weisheit deutlich gemacht. Shree Ganesha Ji versinnbildlicht all diese Eigenschaften und ist ein Liebling (nicht nur) der Inder.

Vegetarische Ernährung

Die ayurvedische Küche ist eine vegetarische Ernährungsform. Auf Fleisch, Fisch und Eier wird grundsätzlich verzichtet. Allerdings werden tierische Erzeugnisse, wie z. B. Milch, Käse, Butter, Joghurt, usw. durchaus verwendet.
Bei der veganen Ernährung hingegen wird jede Art von tierischen Produkten abgelehnt.

Ayurvedische Speisen sind nährstoffreich und zugleich äußerst schmackhaft. Diese lassen sich schnell und durchaus preiswert nachkochen.

Das wertvolle Vitamin B12 findet sich nicht nur, wie allgemein verbreitet, im Fleisch, sondern in allen Produkten, die tierisches Eiweiß enthalten, wie Milch, Joghurt und Käse. Ebenso weisen fermentierte Nahrungsmittel (wie z. B. Sauerkraut) Spuren vom Vitamin B 12 auf.

Unsere Umwelt signalisiert uns heute in sehr offensichtlicher Form, zu welch schwerwiegenden Auswirkungen die nicht naturgerechte Haltung unserer Tiere führt. Denken Sie an Rinderwahnsinn (BSE), Vogel- / Schweinegrippe und an die Konsequenzen, die durch den Dioxinskandal von Flora und Fauna, nicht zuletzt von uns Menschen, getragen werden müssen.

Wir möchten niemanden dazu überreden, Vegetarier zu werden.
Diesen Schritt muss jeder für sich selbst entscheiden.

„Die Größe und den moralischen Fortschritt einer Nation kann man daran messen, wie sie die Tiere behandelt."

Mahatma Gandhi Ji

Tierisches Fett enthält viel Cholesterin, welches u.a. die Ursache für „dickes" Blut ist. Das Herz braucht in diesem Fall mehr Kraft, um das Blut zu pumpen. Fleischlose Ernährung bedeutet fett- und cholesterinarm zu essen: gleichzeitig ernährt man sich damit vollwertig und ausgewogen. Um Ihnen die Vorteile der vegetarischen Ernährung zu verdeutlichen haben wir diverse Informationen für Sie wie folgt zusammengetragen:

Hülsenfrüchte/Gemüse		**Nährstoffe**	**Fleisch/Fisch**	
100 gr.	**enthalten:**		**100 gr.**	**enthalten:**
Kichererbsen:	3540 mikrogr.	Zink	Brathähnchen:	995 mikrogr.
Linsen:	24 gr. 810 mg.	Eiweiß Kalium	Putenfleisch:	23 gr. 333 mg.
Mungbohnen:	23,8 gr. 490 mikrogr.	Eiweiß Folsäure	Forelle:	15 gr. 9,23 mikrogr.
Erbsen:	941 mg.	Kalium	Seezunge:	310 mg.
Weiße Bohnen:	6,1 mg. 0 mg.	Eisen Cholesterin	Roastbeef:	2,50 mg. 70 mg.
Sojabohnen:	34 gr. 1750 mg.	Eiweiß Kalium	Lammkeule:	18 gr. Eiweiß 380 mg.
Kidneybohnen:	1370 mg. 0 mg.	Kalium Cholesterin	Kalbsfilet:	12 mg. 70 mg.
Karotten:	1700 mikrogr.	Karotin	Leberpastete:	950 mikrogr.
Blumenkohl:	167 mikrogr.	Vitamin K	Weißwurst:	0 mikrogr.
Zwiebel:	7 mg.	Vitamin C	Kalbsfilet:	1 mg.
Kartoffel:	440 mg. 0 mg.	Kalium Cholesterin	Schnitzel:	290 mg. 70 mg.

Wertvolle Hinweise

- Fleisch wird nur sehr schwer und langsam verdaut. Anstatt Energie freizusetzen benötigt der Körper viel Kraft für die Verdauung.
- Weißmehl wird auch sehr langsam verdaut. Erzeugnisse aus Weißmehl, wie etwa Nudeln, Brot, etc. liegen deshalb oft „schwer im Magen"! Diese Produkte sollten nicht nach 20 Uhr zu sich genommen werden, da sich die - schwer verdaulichen - Inhaltsstoffe in Giftstoffe umwandeln können.
- Gifte setzen sich in den Gelenken fest und verursachen Gelenkschmerzen und Krankheiten.
- Die Gelenke schont und kräftigt man mit etwa 15-20 Minuten Yogaübungen am Tag.
- Nahrung benötigt nicht nur der Körper, sondern auch die Seele: Wir empfehlen daher täglich mindestens 15 Minuten Meditation.
- Geschwüre und Tumore können sich ebenso durch falsche Essgewohnheiten und Ernährung bilden. Es ist wissenschaftlich erwiesen, welche zentrale Rolle das Essen in diesem Zusammenhang hat. Durch unausgewogene Ernährung werden die Organe überlastet. Der natürliche Lauf des Zellaufbaus wird gestört und es kommt zur Wucherung.
- Bei Wechseljahrproblemen hilft es, ausreichend Sojabohnen zu essen. Asiatische Frauen wissen dies bereits seit Jahrhunderten.
- Eine Stunde vor dem Essen nichts mehr trinken, da sonst die Verdauungssäfte verdünnt werden und dadurch das Essen nicht richtig verdaut werden kann. Dies begünstigt die Entstehung mancher Krankheiten.
- Obst nicht mit Wasser mischen.
- Bevor Sie mit dem Kochen beginnen, nehmen Sie sich ein paar Augenblicke, um sich zu sammeln, ein Gebet zu sprechen, um dann gestärkt die Zubereitung zu beginnen.
- Vor dem Essen ein kleines Gebet sprechen, jeder nach seiner Religion und seinem Glauben; unser Schöpfer gibt uns täglich 24 Stunden Zeit und wir schenken IHM kaum 5 Minuten dieser Zeit.

In der Ayurveda kennt man ein uraltes Ritual: Nach jedem Kochvorgang, bevor das zubereitete Essen probiert bzw. serviert wird, gibt man den ersten Teil auf einen separaten Teller. Mit dieser Geste dankt man GOTT für das Essen und für SEINE Fürsorge. Ist der Teller voll, wird das geopferte Essen in den Fluss gegeben. Wenn dieses Essen von Herzen und mit einem Gebet „gegeben" wird, bildet sich kein Schimmel und es verdirbt nicht, sicher nicht „normal" bei Sahne, Joghurt oder anderen schnell verderblichen Lebensmitteln.

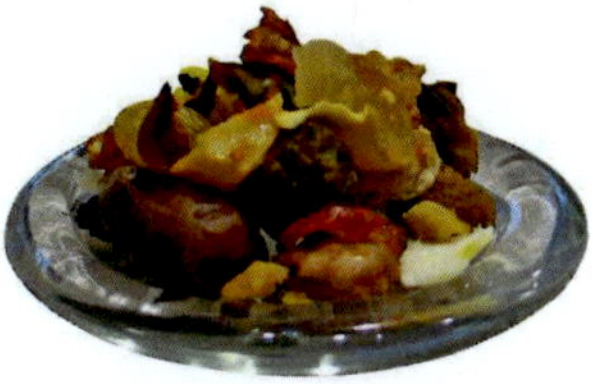

Hinweise für den Einkauf

- Koriander wird auch indische/asiatische Petersilie genannt und hat für Neulinge einen sehr spezifischen Eigengeschmack. Unsere Gerichte sind teilweise mit frischen Korianderblättern verfeinert, doch die Zugabe erfolgt nach Belieben.
  Probieren Sie und Ihre Familie erst ein paar Korianderblätter separat, bevor Sie diese dem Gericht zufügen.
- Bitte bevorzugen Sie beim Kauf Bio-Milchprodukte und Sojabohnen biologischen Anbaus, da diese nicht genmanipuliert sind.
- Wir empfehlen Bio-Tomaten - falls nicht vorhanden - Bio-Tomatenmark aus dem Glas und nicht aus der Tube.
- Achten Sie beim Einkaufen besonders auf den klein gedruckten Bereich der Inhaltsstoffe. Dort finden Sie überwiegend die künstlichen Zusätze (Emulgatoren, Farbstoffe, Geschmacksverstärker usw. - auch **E-Nummern** genannt) die manchmal schwerwiegende Folgen für die Gesundheit haben können:

Einige Zusätze in Lebensmitteln:

Verdächtig:	E 125, E 141, E 150,E 153, E 171, E 172, E 173, E 240-241, E 477
Allergien:	E 102, E 210, E 211, E 212, E 213, E 214, E 215, E 216, E 217, E 218, E 219, E 221, E 222, E 223-228, E 310-312, E 413
Cholesterin:	E 320, E 321
Hauterkrankungen:	E 230, E 231, E 232, E 233
Darmstörung:	E 220, E 221, E 222, E 223, E 224
Verdauungsstörung:	E 338, E 339, E 340, E 341, E 407, E 450, E 461, E 463, E 465, E 466
Gefährlich:	E102, E110, E120, E124
Krebserregend:	E 131, E 142, E 210, E 211, E 213, E 214, E 215, E 216, E 217, E 239
Sehr krebserregend:	E 123
Hochkrebserregend (Mundfäule):	E 330
Nerven-Empfindlichkeit:	E 311, E 312
Vitamin B12-Zerstörung:	E 200

Quelle: lifeline.de

Kochrezepte

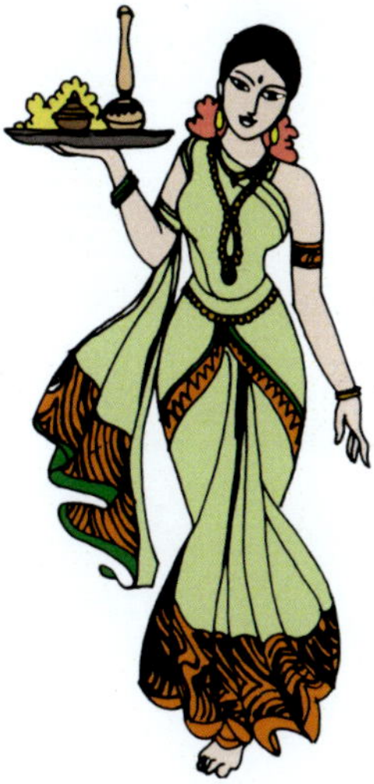

„Ein guter Koch ist ein guter Arzt.“

unbekannt

Basmatireis mit Kreuzkümmel

(asiatischer Kümmel)

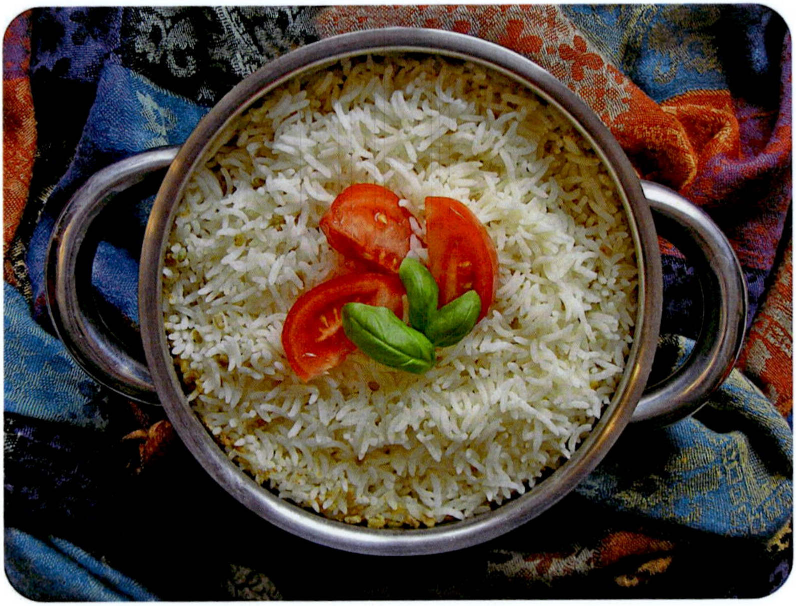

Reis ist ein äußerst wichtiger Bestandteil der indisch-ayurvedischen Gerichte. Wir empfehlen für die Zubereitung der Reisgerichte Basmati-Reis.

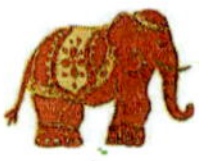

Schon gewusst?

Reis fördert den Stoffwechsel, entwässert und liefert wertvolle Vitamine und Nährstoffe.

„Glücklich leben und naturgemäß leben sind eins."

Seneca

Rezept

Einfache Variante:

Zutaten für ca. 5 Personen:

- 2 Tassen Reis
- 4 ¼ Tassen Wasser

Gewürze:

- ca. ⅓ TL Kreuzkümmel (asiatischer Kümmel; im Mörser leicht anstoßen)
- ca. 2 TL Steinsalz (bzw. nach Bedarf)

- Reis in einen Topf geben und unter fließendem Wasser waschen
- 4 ¼ Tassen Wasser hinzufügen und ca. ½ Stunde einweichen lassen
- Kreuzkümmel und Salz hinzufügen
- Den Topf mit einem Deckel ohne Loch zudecken
- Reis kochen, bis der Schaum unter dem Deckel zu sehen ist
- Den Topf nicht mehr öffnen!
- Von der Kochstelle nehmen und ca. ½ Stunde geschlossen quellen lassen
- Kurz vor dem Servieren für ca. 5 Min. den Deckel leicht kippen damit der Dampf aus dem Topf langsam entweicht

Abwandlung:
Anstatt Kreuzkümmel können Sie Bockshornkleesamen (Methe-Kerne), grüne Erbsen oder auch nur Reis, ohne zusätzliche Gewürze, verwenden.

Variante 2:

Zutaten für ca. 5 Personen:

- 2 Tassen Reis
- 4 ¼ Tassen Wasser
- 1 TL Öl bzw. geklärte Butter (Ghee)

Gewürze:

- ca. ⅓ TL Kreuzkümmel (asiatischer Kümmel; im Mörser leicht anstoßen)
- ca. 2 TL Himalaya Salz (bzw. nach Bedarf)

- Reis in einen Behälter geben und unter fließendem Wasser waschen
- In einem Topf etwas Pflanzenöl oder Ghee erhitzen
- Kreuzkümmel hinzufügen und leicht anrösten
- Den Topf von der Kochstelle nehmen
- Den gewaschenen Reis, 4 ¼ Tassen Wasser und Salz dazugeben
- Den Topf mit einem Deckel ohne Loch zudecken
- Für ca. ½ Stunde einweichen lassen
- Den Reis kochen, bis der Schaum unter dem Deckel zu sehen ist
- Den Topf nicht mehr öffnen!
- Von der Kochstelle nehmen und ca. ½ Stunde quellen lassen
- Kurz vor dem Servieren für ca. 5 Min. den Deckel leicht kippen damit der Dampf aus dem Topf langsam entweicht

Gemüsereis
(Pulau)

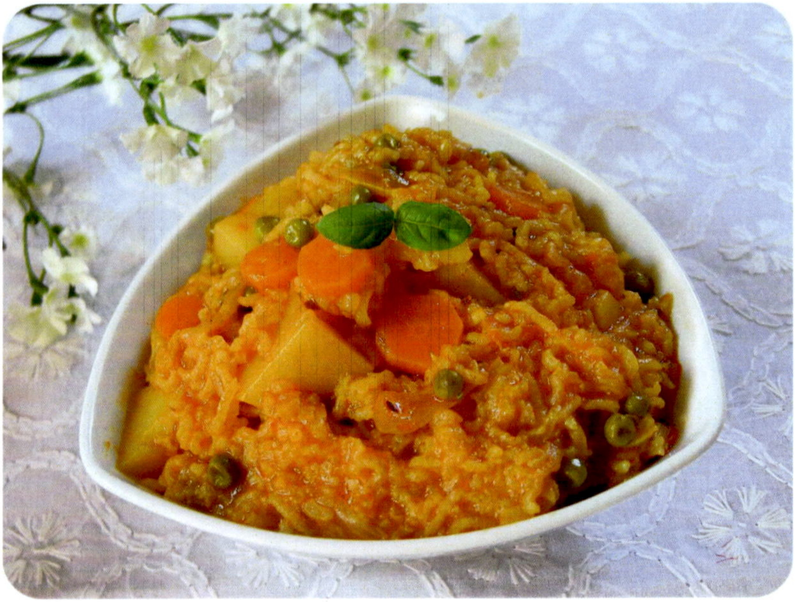

Schon gewusst?

Pulau ist nicht nur für Singles ein Spitzengericht, sondern für alle, die es besonders eilig haben. Es kann sehr schnell zubereitet werden und enthält eine beachtliche Menge an Nährstoffen.

„Genügsamkeit ist natürlicher Reichtum, Luxus künstliche Armut."
Sokrates

Rezept

Zutaten für ca. 5 Personen:
- 200 g Reis (ca. 1 Tasse)
- 1 große Zwiebel
- 250 g Brokkoli
- 200 g Karotten
- 300 g Kartoffeln
- 30 g grüne Erbsen
- 2 Knoblauchzehen
- 6 g Ingwer
- 2 ⅓ EL Bio-Tomatenmark bzw. frische Tomaten
- ca. 1 ½ L Wasser
- frische Korianderblätter

Gewürze:
- ½ TL Kreuzkümmel (asiatischer Kümmel; im Mörser leicht anstoßen)
- ¼ TL Senfkörner
- ⅓ TL Gelbwurz (Curcuma)
- 2 Lorbeerblätter
- ¼ TL Kardamom (gemahlen)
- 3-4 Gewürznelken
- ½ TL Koriander (gemahlen)
- ¼ TL Pfeffer
- 1 TL roter, süßer Paprika
- 2 TL Steinsalz (bzw. nach Bedarf)

Tipp: Sie können statt Brokkoli z.B. Blumenkohl, Kraut, Zucchini oder anderes Gemüse nehmen.

- Reis und Gemüse waschen
- Kartoffeln, Zwiebel, Ingwer und Knoblauch schälen
- Kartoffeln und Brokkoli in große Stücke schneiden
- Karotten in Ringe, Zwiebel in Streifen schneiden
- Ingwer fein hacken
- In einen Topf (z. B. Schnellkochtopf, auf Gemüsestufe) etwas Pflanzenöl geben und erhitzen
- Zwiebel glasig anbraten
- Ingwer hinzufügen und Knoblauch hineinpressen
- Oben genannte Gewürze dazugeben und anbraten
- Tomatenmark oder geschnittene frische Tomaten untermengen
- Den Topf schließen und kurz braten, bis das Öl an der Oberfläche erscheint
- Gemüse, Reis und Wasser hinzufügen
- Kochen bis das Gemüse und der Reis gar sind
- Falls erwünscht: mit frischen Korianderblättern verfeinern
- Mit Naturjoghurt bzw. Joghurtdip (Gewürz-Raita, s. Seite 62 ff) servieren

Wertvolles Gemüse

Zucchini
- ist reich an Vitamin K, B6, C und A sowie Folsäure
- liefert vor allem Kalium, Magnesium, Eisen, Mangan, Zink, Kalzium

Kartoffeln
- Kartoffeleiweiß ist sehr hochwertig
- versorgt uns mit viel Kalium, Magnesium, Kupfer, Eisen, Zink, Mangan, Schwefel, Kalzium, Phosphor, Fluor, Kobalt und Jod und liefert vor allem Vitamin K, B6, C, Folsäure und Niacin
- leicht verdaulicher Stärkegehalt
- hoher Basengehalt zur Regulierung des Säure-Basen-Haushaltes

Karotten
- enthalten Kalium, Kalzium, Eisen, Mangan, Jod, Zink, Fluor und Kupfer, bis hin zu Vitamin A(Karotin), K und C sowie Folsäure
- besonders das Vitamin A hat folgende stoffwechselunterstützende Aufgaben:
  * wachstumsfördernde und blutbildende Wirkung
  * aufbauende und funktionsregulierende Wirkung für Haut und Schleimhäute
  * abwehrsteigernde Wirkung gegenüber Infekten
  * reguliert den Stoffwechsel der Leber und der Schilddrüse, sowie weiterer Hormondrüsen

Brokkoli
- liefert viel Kalium, Kalzium, Magnesium, Eisen, Zink, Kupfer, Mangan, Jod u. Schwefel und die Vitamine K, C, B2, B6, Fol- und Pantothensäure
- gutes Heilmittel bei Herz-, Nieren- und Stoffwechselkrankheiten (erleichtert die Entwässerung bei Herz- und Nierenkrankheiten)
- verfügt nachweislich über krebshemmende Wirkstoffe

Weißkohl
- enthält Kalium, Eisen, Magnesium, Kalzium, Schwefel, Zink, Jod, die Vitamine C, Folsäure, Vitamin K und viele Ballaststoffe
- wirkt positiv auf die Verdauungsorgane und ein träger Dickdarm kommt wieder in Bewegung. Mit der Zeit kann sogar Verstopfung gelindert werden

Erbsen
- sehr eiweißreich (bis zu 23 Prozent), hoher Vitamin-B1-Gehalt
- Ballaststoffreich sowie hoher Kohlenhydratgehalt

HÜLSENFRÜCHTE

Hülsenfrüchte gehörten in der Vergangenheit zu den Grundnahrungsmitteln. Sie wuchsen überall, waren billig und machten satt. In den industrialisierten Ländern sind sie jedoch weitgehend vom Speiseplan verdrängt worden und gelten als „Arme-Leute-Essen". Die Vollwertkost hat ihre Bedeutung für die menschliche und bewusste Ernährung von Neuem entdeckt. Sie sind besonders in der fleischlosen Kost ein unentbehrliches und besonders nahrhaftes Lebensmittel. In Drittweltländern sind Hülsenfrüchte nach wie vor ein wichtiger Eiweißlieferant.

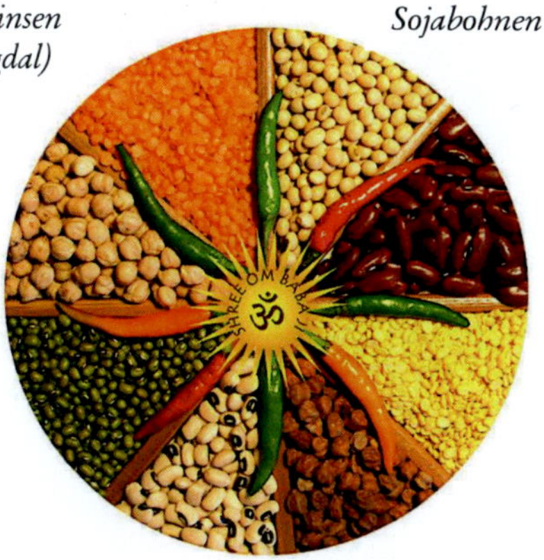

Im Allgemeinen ist ihr hoher Gehalt an hochwertigem Eiweiß, reichlich Kohlenhydrate, sowie sehr vieler Mineralstoffe und Vitamine zu bemerken. Diese wichtigen Funktions- und Inhaltsstoffe machen sie zu einem unentbehrlichen und wertvollen Haupt- und Grundnahrungsmittel in vielen Ländern. Gerichte mit Hülsenfrüchten sind ein äußerst wichtiger Bestandteil der vegetarischen Kost!

Gelbe und Rote Linsen

(Mungdal)

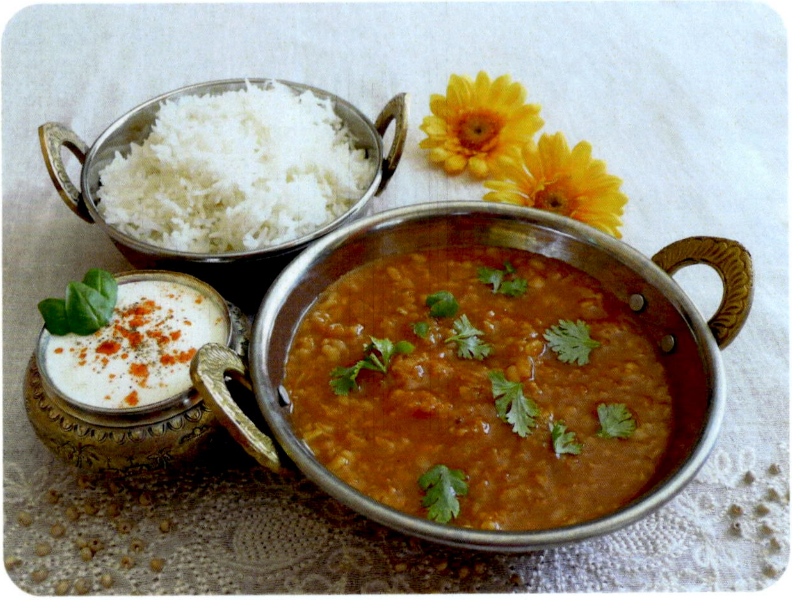

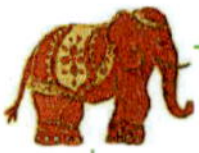

Schon gewusst?

Rote Linsen haben die besondere Eigenschaft Säuren zu neutralisieren. Linsen eignen sich sehr gut für schwächliche, nervöse, blutarme sowie mangelernährte Personen. Sie liefern viel Kalium, Magnesium, Zink, Eisen, Kupfer, Mangan, Phosphor, Selen sowie Vitamin B6.

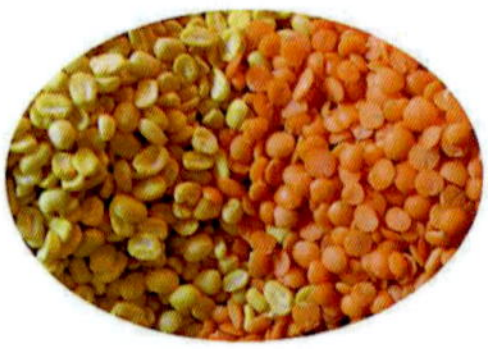

Gelbe & rote Linsen
(Masoor- & Mungdal)

„Es ist ein Unterschied, ob man von Kindheit an lernt, die Hände zu falten oder sie zur Faust zu ballen".

Helmut Wallers

Rezept

Zutaten für ca. 5 Personen:

- 500 g Linsen (rot und gelb gemischt)
- 9 g Ingwer
- 2 Knoblauchzehen
- 2 ½ EL Bio-Tomatenmark
- 2 L Wasser
- frische Korianderblätter

Gewürze:

- ¾ TL Kreuzkümmel (asiatischer Kümmel; im Mörser leicht anstoßen)
- ¼ TL Senfkörner
- ⅓ TL Gelbwurz (Curcuma)
- ¾ TL Korianderpulver
- ¼ TL Pfeffer
- 1 ⅓ TL süßer, roter Paprika
- 2 ½ TL Steinsalz (bzw. nach Bedarf)
- ½ TL Garam Masala (indische Gewürzmischung erhältlich in Asia-Läden)
- ⅓ TL Granatapfelpulver
- ¾ TL Mangopulver (Amchur)
- 1 Prise Asafötida

- Linsen in einem Topf waschen (Einweichen nicht nötig)
- Linsen auf mittlerer Stufe (Gemüsestufe) kochen

Soße:

- Knoblauch, Ingwer schälen
- Ingwer fein würfeln
- In eine Pfanne etwas Pflanzenöl geben und erhitzen
- Vorgewürfelten Ingwer hinzufügen
- Knoblauch durch Knoblauchpresse drücken und in das Öl geben
- Gewürze, außer Garam Masala, Granatapfelpulver, Mangopulver und Asafötida dazufügen
- Alles zusammen leicht anbraten, bis Gelbwurz etwas bräunlich wird
- Tomatenmark und einen Schuss Wasser hinzufügen und zugedeckt ca. 30 Sekunden zusammen anbraten bis das Öl auf der Oberfläche erscheint
- Herd ausschalten
- Anschließend in die Soße Garam Masala, Granatapfelpulver, Mangopulver und Asafötida hinzufügen
- Falls erwünscht: mit frischen Korianderblättern verfeinern
- Die Pfanne zügig zudecken, damit sich die ätherischen Öle im Dampf entfalten können
- Wenn die Linsen gar sind, die gebratene Soße aus der Pfanne in den Topf untermengen

Tipp: Mungdal wird sehr schnell gar. Im Schnellkochtopf auf Gemüsestufe oder im normalen Topf zugedeckt kochen.
Linsen mit Reis bzw. Chapati (Fladenbrot) oder Vollkornbrot und mit etwas Raita (Joghurtdip, s. Seite 62 ff) servieren.

Gelbe und Rote Linsen mit Kokosnussmilch

(Mungdal)

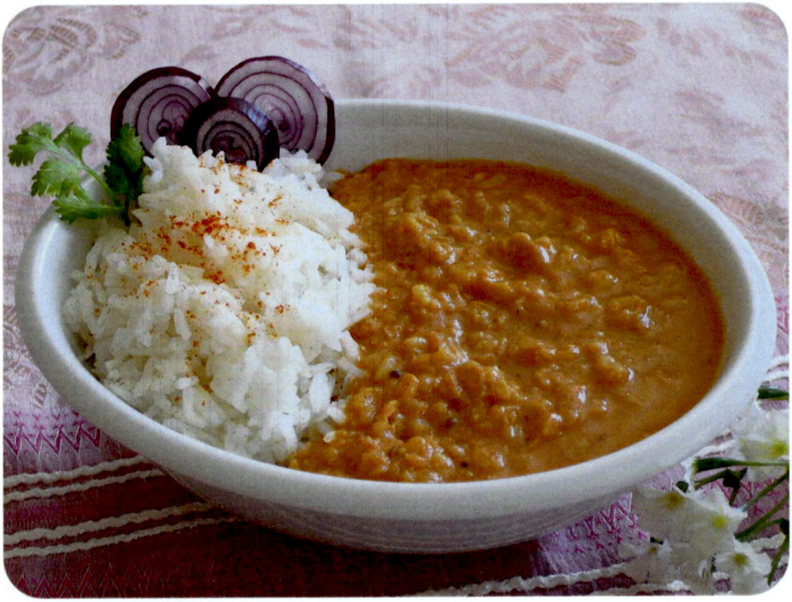

Schon gewusst?

Kokosnussmilch hat im Durchschnitt 23% Fett, ist jedoch rein pflanzlich. Auf Grund dieser Eigenschaft wirkt Kokosnussmilch cholesterinhemmend und ist tierischen Fetten vorzuziehen.

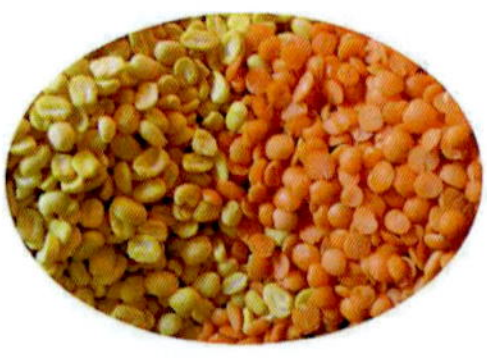

gelbe & rote Linsen
(Masoor- & Mungdal)

„Wer einen Menschen wieder zum Lachen bringt, öffnet ihm das Himmelreich."

Jürgen Moltmann

Rezept

Zutaten für ca. 5 Personen:

- 500 g Linsen (rot und gelb 1:1 gemischt)
- 9 g Ingwer
- 2 Knoblauchzehen
- 1 große Zwiebel
- 2 ½ EL Bio-Tomatenmark
- 250 ml Kokosnussmilch (ohne Emulgatoren und Konservierungsstoffe)
- 2 L Wasser

Gewürze:

- ¾ TL Kreuzkümmel (asiatischer Kümmel; im Mörser leicht anstoßen)
- ¼ TL Senfkörner
- ⅓ TL Gelbwurz (Curcuma)
- ½ TL Korianderpulver
- ¼ TL Pfeffer
- ¾ TL süßer, roter Paprika
- 2 ½ TL Steinsalz (bzw. nach Bedarf)
- ½ TL Garam Masala (indische Gewürzmischung erhältlich in Asia-Läden)
- 1 Prise Asafötida

- Linsen in einem Topf waschen (Einweichen nicht nötig)
- Linsen auf mittlerer Stufe (Gemüsestufe) kochen

Soße:

- Knoblauch, Ingwer, Zwiebel schälen
- Ingwer und Zwiebel klein würfeln
- In eine Pfanne etwas Pflanzenöl geben und erhitzen
- Die vorgewürfelte Zwiebel hinzufügen und glasig anbraten
- Vorgewürfelten Ingwer dazugeben
- Knoblauch durch Knoblauchpresse drücken und in das Öl geben
- Gewürze, außer Garam Masala und Asafötida, hinzufügen
- Alles zusammen leicht anbraten, bis Gelbwurz etwas bräunlich wird
- Tomatenmark und einen Schuss Wasser dazugeben und zugedeckt ca. 30 Sekunden zusammen anbraten bis das Öl auf der Oberfläche erscheint
- Herd ausschalten
- Anschließend in die Soße Garam Masala und Asafötida hinzufügen
- Die Pfanne zügig zudecken, damit sich die ätherischen Öle im Dampf entfalten können
- Wenn die Linsen gar sind, Kokosnussmilch und die gebratene Soße in den Topf untermengen

Tipp: Mungdal wird sehr schnell gar. Im Schnellkochtopf auf Gemüsestufe oder im normalen Topf zugedeckt kochen.
Linsen mit Reis bzw. Chapati (Fladenbrot) oder Vollkornbrot servieren.

Reis mit Linsen
(Khicheri)

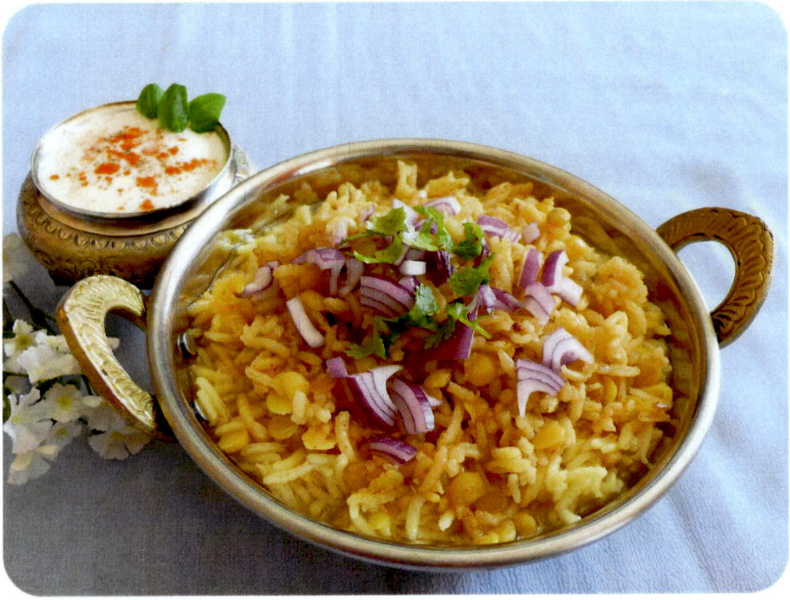

Schon gewusst?

Khicheri eignet sich hervorragend für Personen, die an Magen-Darm-Erkrankungen leiden. Lassen Sie sich nicht vom breiigen Aussehen abschrecken; das Gericht ist nicht nur gut bekömmlich und leicht verdaulich, sondern stärkt auch gleichzeitig den Körper.

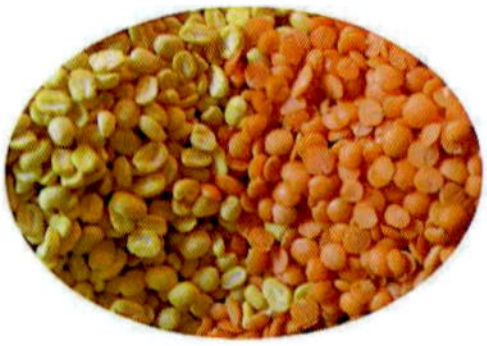

gelbe & rote Linsen
(Masoor- & Mungdal)

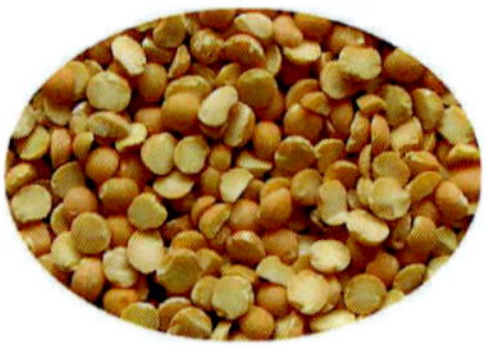

Halbe Kichererbsen
(Chana Dal)

Rezept

Zutaten für ca. 4 Personen:

- 100 g Linsen
- 100 g Chana Dal (halbe Kichererbsen)
- 200 g Reis
- 1 Knoblauchzehe
- 9 g Ingwer
- 1 ½ L Wasser
- 1 rote Zwiebel
- Naturjoghurt
- Ghee
- frische Korianderblätter

Gewürze:

- ¾ TL Kreuzkümmel (asiatischer Kümmel; im Mörser leicht anstoßen)
- ⅓ TL Senfkörner
- ¼ TL Gelbwurz (Curcuma)
- ¾ TL Korianderpulver
- ¼ TL Pfeffer
- 1 TL süßer, roter Paprika
- 1 ¾ TL Steinsalz (bzw. nach Bedarf)
- ¾ TL Garam Masala

- Linsen, Kichererbsen und Reis in einen Topf oder Schnellkochtopf geben und waschen
- Wasser und die oben genannten Gewürze hinzufügen
- Knoblauch, Ingwer, Zwiebel schälen
- Ingwer würfeln, Knoblauch pressen und in den Topf geben
- Kochen lassen
- Wenn der Sensor vom Schnellkochtopf unten ist, Zwiebel klein würfeln
- Das fertige Gericht auf die Teller verteilen
- Auf das Gericht ca. ½ TL Ghee und die klein gewürfelte Zwiebel geben
- Falls erwünscht: mit frischen Korianderblättern verfeinern

Tipp: Khicheri können Sie mit Naturjoghurt bzw. mit Raita (Joghurtdip, s. Seite 62 ff) servieren.

„Wer lächelt, statt zu toben, ist immer der Stärkere."
Japanisches Sprichwort

Grüne Mungbohnen

(Mungdal)

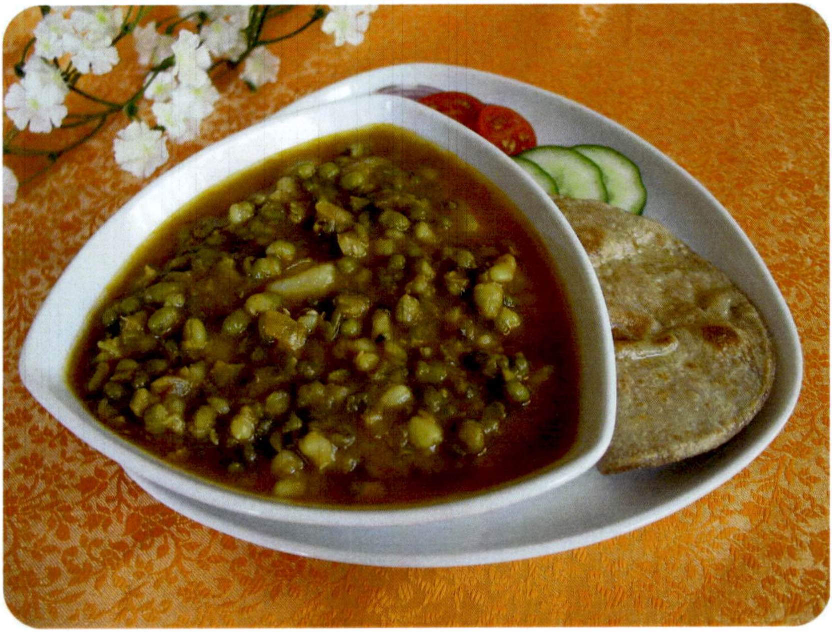

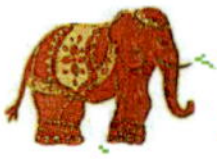

Schon gewusst?

Mungbohnen zählen zu den eiweißreichsten pflanzlichen Lebensmitteln. Sie sind reich an Folsäure, Vitamine K, B1, B2, B6 und Selen. Unter den Hülsenfrüchten ist die Mungbohne am bekömmlichsten, da sie am wenigsten Blähungen verursacht.

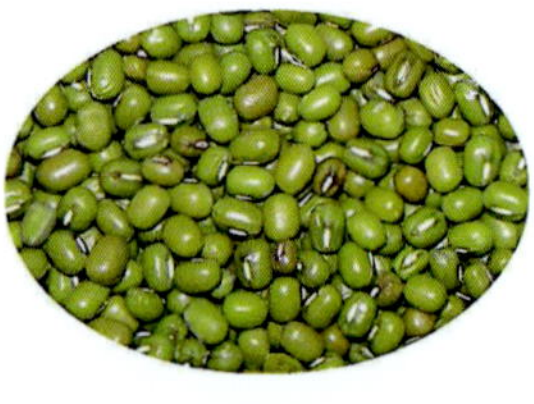

Mungbohnen

„Das Leben wird ein Fest,
wenn du dich freuen kannst
an den einfachen, alltäglichen Dingen".

Phil Bosmans

Rezept

Zutaten für ca. 6 Personen:

- 500 g Mungbohnen
- 3 Kartoffeln (ca. 300 g)
- 2 Zwiebeln
- 10 g Ingwer
- 2 große Knoblauchzehen
- 2 ½ EL Bio-Tomatenmark
- frische Korianderblätter
- 2–2 ½ L Wasser

Gewürze:

- ¾ TL Kreuzkümmel (asiatischer Kümmel; im Mörser leicht anstoßen)
- ¼ TL Senfkörner
- ⅓ TL Gelbwurz (Curcuma)
- ½ TL Korianderpulver
- ¼ TL Pfeffer
- ¾ TL süßer, roter Paprika
- 2 ½ TL Steinsalz (bzw. nach Bedarf)
- ½ TL Garam Masala
- 1 Prise Asafötida

- Bohnen waschen und über die Nacht im Wasser in einem Schnellkochtopf einweichen
- Am nächsten Tag Kartoffeln schälen und in kleine Würfel schneiden
- Kartoffeln zusammen mit den eingeweichten Bohnen im Einweichwasser im Schnellkochtopf kochen

Soße:

- Knoblauch, Ingwer, Zwiebeln schälen
- Ingwer und Zwiebeln klein würfeln
- In eine Pfanne etwas Pflanzenöl geben und erhitzen
- Die vorgewürfelten Zwiebeln hinzufügen und glasig anbraten
- Vorgewürfelten Ingwer beimengen
- Knoblauch durch Knoblauchpresse in die Pfanne drücken
- Oben genannte Gewürze, außer Garam Masala und Asafötida, dazugeben
- Alles zusammen leicht anbraten, bis Gelbwurz etwas bräunlich wird
- Tomatenmark und einen Schuss Wasser hinzufügen
- Zugedeckt ca. 30 Sekunden zusammen anbraten bis das Öl auf der Oberfläche erscheint
- Herd ausschalten
- Anschließend in die Soße Garam Masala und Asafötida hinzufügen
- Falls erwünscht: mit frischen Korianderblättern verfeinern
- Die Pfanne zügig zudecken, damit sich die ätherischen Öle im Dampf entfalten können
- Wenn der Sensor vom Schnellkochtopf unten ist und die Bohnen gar sind, diese leicht stampfen und die gebratene Soße aus der Pfanne in den Schnellkochtopf untermengen

Tipp: Bohnen mit Reis bzw. Chapati (Fladenbrot) oder Vollkornbrot und mit etwas Raita (Joghurtdip, s. Seite 62 ff) servieren.

Rote Kidney Bohnen

(Rajma)

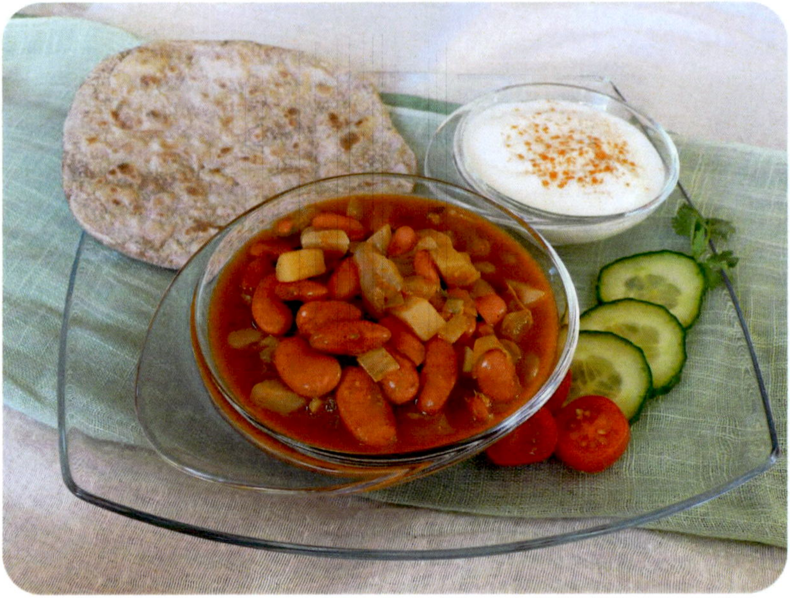

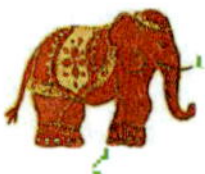

Schon gewusst?

Kidneybohnen liefern viel Kalium, Magnesium, Eisen, Kupfer, Mangan, Kalzium, Zink, Phosphor und Selen. Ferner sind sie reichhaltig an Vitamin B1.

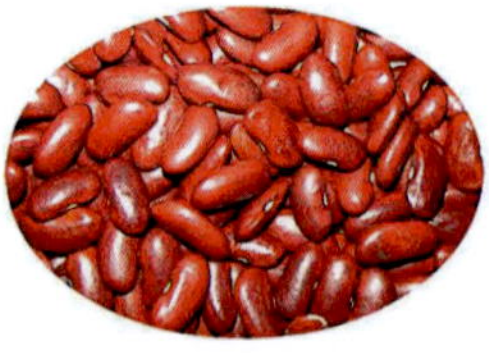

Kidneybohnen

„Wer nichts für andere tut, tut nichts für sich.“

Johann Wolfgang von Goethe

Rezept

Zutaten für ca. 6 Personen:

- 500 g Bohnen
- 3 Kartoffeln (ca. 300 g)
- 1 Zwiebel
- 13 g Ingwer
- 3 Knoblauchzehen
- 2 ½ EL Bio-Tomatenmark
- frische Korianderblätter
- 2 L Wasser

Gewürze:

- 1 TL Kreuzkümmel (asiatischer Kümmel; im Mörser leicht anstoßen)
- ⅓ TL Senfkörner
- ⅓ TL Gelbwurz (Curcuma)
- ¾ TL Korianderpulver
- ¼ TL Pfeffer
- 1 TL süßer, roter Paprika
- 2 ½ TL Steinsalz (bzw. nach Bedarf)
- ½ TL Garam Masala
- 1 Prise Asafötida

- Bohnen waschen und über die Nacht im Wasser in einem Schnellkochtopf einweichen
- Am nächsten Tag Kartoffeln schälen und in kleine Würfel schneiden
- Kartoffeln zusammen mit den eingeweichten Bohnen im Einweichwasser im Schnellkochtopf auf höchster Stufe kochen

Soße:

- Knoblauch, Ingwer, Zwiebeln schälen
- Ingwer und Zwiebel klein würfeln
- In eine Pfanne etwas Pflanzenöl geben und erhitzen
- Die vorgewürfelte Zwiebel hinzufügen und glasig anbraten
- Vorgewürfelten Ingwer beimengen
- Knoblauch durch Knoblauchpresse in die Pfanne drücken
- Oben genannte Gewürze, außer Garam Masala und Asafötida, dazufügen
- Alles zusammen leicht anbraten, bis Gelbwurz etwas bräunlich wird
- Tomatenmark und einen Schuss Wasser hinzufügen und zugedeckt ca. 30 Sekunden anbraten bis das Öl auf der Oberfläche erscheint
- Herd ausschalten
- Anschließend in die Soße Garam Masala und Asafötida hinzufügen
- Falls erwünscht: mit frischen Korianderblättern verfeinern
- Die Pfanne zügig zudecken, damit sich die ätherischen Öle im Dampf entfalten können
- Wenn der Sensor vom Schnellkochtopf unten ist und die Bohnen gar sind, leicht stampfen und die gebratene Soße aus der Pfanne in den Schnellkochtopf untermengen

Tipp: Bohnen mit Reis bzw. Chapati (Fladenbrot) oder Vollkornbrot und mit etwas Raita (Joghurtdip, s. Seite 62 ff) servieren.

Kichererbsen

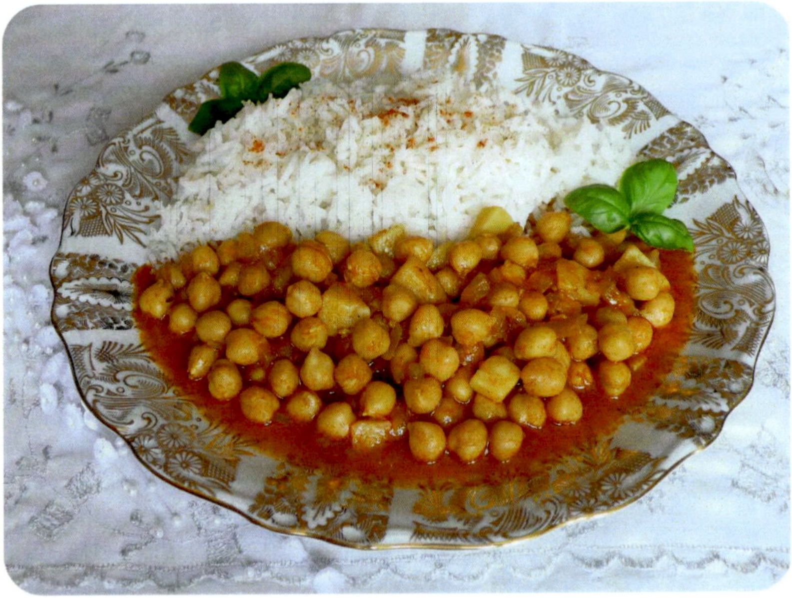

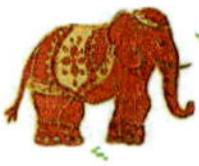

Schon gewusst?

Kichererbsen sind gut für die Verdauung, sind reichhaltig, und kräftigend. Sie enthalten viel Eiweiß, sind reich an Magnesium, Eisen, Zink, Kupfer, Mangan, Folsäure, Selen und liefern die Vitamine E und K.

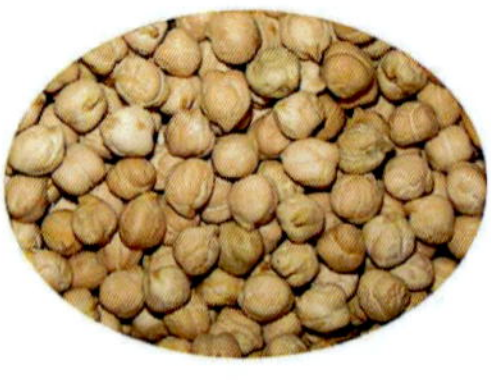

weiße Kichererbsen

oder

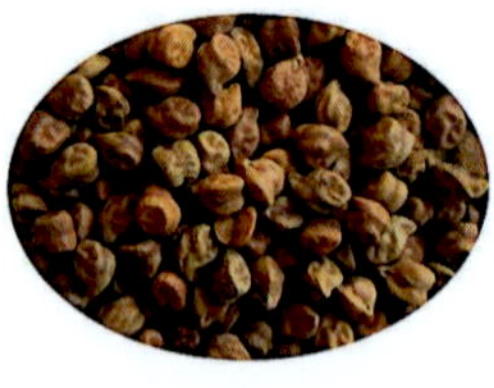

schwarze Kichererbsen

Rezept

Zutaten für ca. 6 Personen:

- 500 g Kichererbsen
- 3 Kartoffeln (ca. 300 g)
- 2 Zwiebeln
- 13 g Ingwer
- 3 Knoblauchzehen
- 2 ½ EL Bio-Tomatenmark
- 2 TL Tamarinde ohne Kerne
- frische Korianderblätter
- 2 ½ L Wasser

Gewürze:

- 1 TL Kreuzkümmel (asiatischer Kümmel; im Mörser leicht anstoßen)
- ⅓ TL Senfkörner
- ½ TL Gelbwurz (Curcuma)
- ¾ TL Korianderpulver
- ⅓ TL Pfeffer
- 1 TL süßer, roter Paprika
- 3 TL Steinsalz (bzw. nach Bedarf)
- ½ TL Garam Masala
- 1 Prise Asafötida

- Kichererbsen waschen und im Wasser über die Nacht im Schnellkochtopf einweichen
- Am nächsten Tag Kartoffeln schälen und in kleine Würfel schneiden
- Kartoffeln in die eingeweichten Kichererbsen hinzufügen und kochen

Soße:

- Knoblauch, Ingwer, Zwiebeln schälen; Ingwer und Zwiebeln klein würfeln
- In eine Pfanne etwas Pflanzenöl geben und erhitzen
- Die vorgewürfelten Zwiebeln hinzufügen und glasig anbraten
- Vorgewürfelten Ingwer beimengen
- Knoblauch durch Knoblauchpresse in die Pfanne drücken
- Oben genannte Gewürze, außer Garam Masala und Asafötida, dazufügen
- Alles zusammen leicht anbraten, bis Gelbwurz etwas bräunlich wird
- Tomatenmark und einen Schuss Wasser hinzufügen und zugedeckt ca. 30 Sekunden zusammen anbraten bis das Öl auf der Oberfläche erscheint
- Herd ausschalten
- Anschließend in die Soße Garam Masala und Asafötida hinzufügen
- Falls erwünscht: mit frischen Korianderblättern verfeinern
- Die Pfanne zügig zudecken, damit sich die ätherischen Öle im Dampf entfalten können
- Tamarinde in kleinem Topf mit warmem Wasser übergießen und zugedeckt einweichen lassen, danach durch ein Teesieb mit einem Löffel in eine kleine Schale drücken
- Wenn der Sensor vom Schnellkochtopf unten ist und die Kichererbsen gar sind, alles leicht stampfen. Danach Soße und Tamarinde untermengen

Tipp: Kichererbsen mit Reis bzw. Chapati (Fladenbrot) oder Vollkornbrot servieren. Die weißen Kichererbsen quellen mehr als die schwarzen. Deshalb kann man bei den schwarzen Kichererbsen nur 2 L Wasser nehmen. Auch etwas weniger Tamarinde und Pfeffer verwenden, da sonst das Gericht zu sauer und zu scharf wird.

Sojabohnen

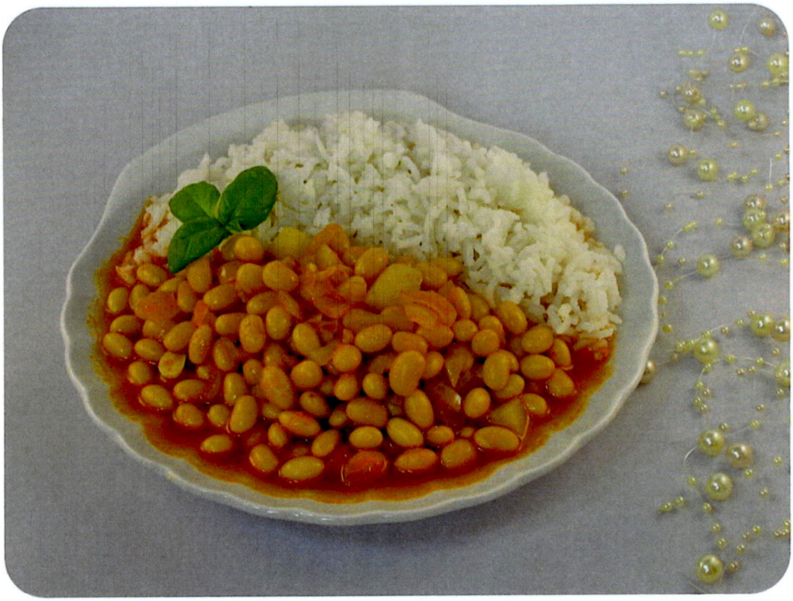

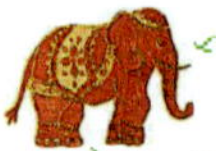

Schon gewusst?

Das Sojaeiweiß ist vollwertig, d. h. es liefert alle lebenswichtigen Aminosäuren (Eiweißbausteine), ebenso wie Fleisch, Eier, Fisch und Milch. Es enthält im Gegensatz zu tierischem Eiweiß keine Purinkörper, welche zu einer Harnsäurebildung führen können. **Dadurch ist es dem tierischen Eiweiß überlegen!** 500 g Vollsoja entsprechen im Eiweiß- und Fettgehalt etwa 5 Liter Vollmilch.

Sojabohnen werden oft genmanipuliert angeboten. Bitte auf Bio-Qualität achten.

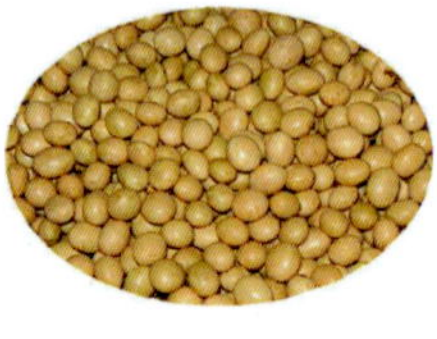

Sojabohnen

Rezept

Zutaten für ca. 6 Personen:

- 500 g Bio-Sojabohnen
- 3 Kartoffeln (ca. 300 g)
- 2 Zwiebeln
- 9 g Ingwer
- 2 Knoblauchzehen
- 2 ½ EL Bio-Tomatenmark
- frische Korianderblätter
- 1 ½ L Wasser

Gewürze:

- ¾ TL Kreuzkümmel (asiatischer Kümmel; im Mörser leicht anstoßen)
- ¼ TL Senfkörner
- ⅓ TL Gelbwurz (Curcuma)
- ½ TL Korianderpulver
- ¼ TL Pfeffer
- ¾ TL süßer, roter Paprika
- 2 ½ TL Steinsalz (bzw. nach Bedarf)
- ½ TL Garam Masala
- 1 Prise Asafötida

- Bohnen waschen und über die Nacht im Wasser in einem Schnellkochtopf einweichen
- Am nächsten Tag Kartoffeln schälen und in kleine Würfel schneiden
- Kartoffeln zusammen mit den eingeweichten Bohnen im Einweichwasser im Schnellkochtopf auf höchster Stufe kochen

Soße:

- Knoblauch, Ingwer, Zwiebeln schälen
- Ingwer und Zwiebeln klein würfeln
- In eine Pfanne etwas Pflanzenöl geben und erhitzen
- Die vorgewürfelten Zwiebeln hinzufügen und glasig anbraten
- Vorgewürfelten Ingwer beimengen
- Knoblauch durch Knoblauchpresse in die Pfanne drücken
- Oben genannte Gewürze, außer Garam Masala und Asafötida, dazufügen
- Alles zusammen leicht anbraten, bis Gelbwurz etwas bräunlich wird
- Tomatenmark und einen Schuss Wasser hinzufügen und zugedeckt ca. 30 Sekunden zusammen anbraten bis das Öl auf der Oberfläche erscheint
- Herd ausschalten
- Anschließend in die Soße Garam Masala und Asafötida hinzufügen
- Falls erwünscht: mit frischen Korianderblättern verfeinern
- Pfanne zügig zudecken, damit sich die ätherischen Öle im Dampf entfalten können
- Wenn der Sensor vom Schnellkochtopf unten ist und die Bohnen gar sind, die gebratene Soße aus der Pfanne in den Schnellkochtopf untermengen

Tipp: Bohnen mit Reis bzw. Chapati (Fladenbrot) oder Vollkornbrot und mit etwas Raita (Joghurtdip, s. Seite 62 ff) servieren.

Curcuma Kartoffeln

(Curcuma = Gelbwurz)

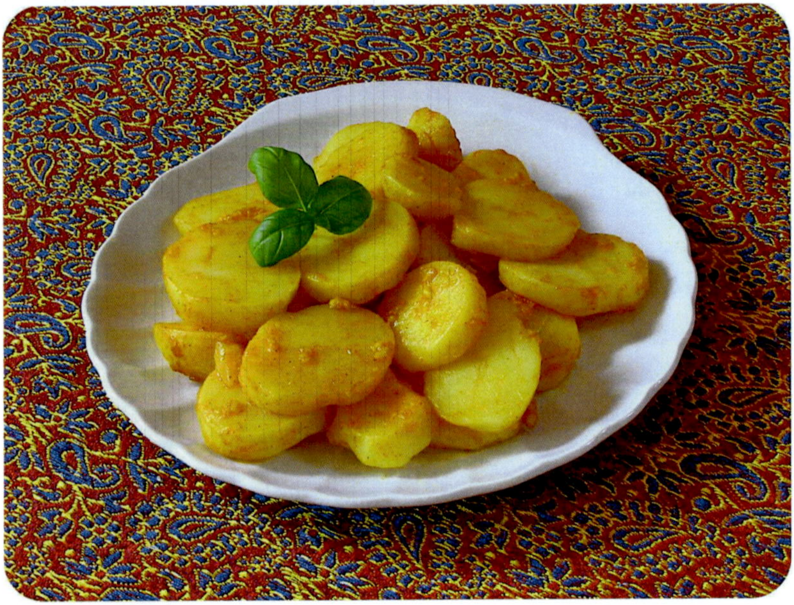

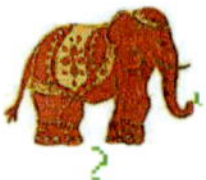

Schon gewusst?

Die Kartoffeln sind reichlich basisch. Sie liefern hochwertiges Eiweiß zwar in bescheidener, dafür umso wertvollerer Menge. Von allen pflanzlichen Eiweißlieferanten hat die Kartoffel den höchsten Anteil an verwertbarem Eiweiß. Ebenso liefert sie die Vitamine B1, B2 und C. Curcuma gilt u.a. als entzündungshemmend, sowohl äußerlich als auch innerlich.

„Wer sich zu groß fühlt,
um kleine Aufgaben zu erfüllen, ist zu klein,
um mit den großen betraut zu werden."

Jacques Tati

Rezept

Zutaten für ca. 4 Personen:
- 700 g Kartoffeln (ca. 8 Stück)
- 2 Knoblauchzehen
- ca. 100 ml Wasser
- 1 TL Ghee

Gewürze:
- ¾ (gestrichen) TL Gelbwurz (Curcuma)
- ⅕ TL Pfeffer
- 1 TL (gestrichen) Steinsalz (bzw. nach Bedarf)

- Kartoffeln mit Schale kochen, schälen und in mundgerechte Stücke schneiden
- 1 TL Ghee, bzw. Pflanzenöl in die Pfanne geben
- Knoblauch durch die Knoblauchpresse drücken und die oben genannten Gewürze hinzufügen
- Alles zusammen leicht anbraten, bis Gelbwurz etwas bräunlich wird
- Kartoffeln und Wasser hinzufügen
- Kurz zusammen verrühren und anbraten

Tipp: Curcuma-Kartoffeln werden als Beilage z. B. zu Linsen, Bohnen mit Reis serviert oder mit Chapati (Fladenbrot) und etwas Raita (Joghurtdip, s. Seite 62 ff) verspeist.

Variationen:

SAHNE-KARTOFFELN

Werden genauso wie Curcuma-Kartoffeln zubereitet.
Statt Wasser nehmen Sie Sahne.

METHE-KARTOFFELN (Bockshornkleesamen)

- Kartoffeln mit Schale kochen, schälen und in mundgerechte Stücke schneiden
- 1 TL Ghee, bzw. Pflanzenöl in die Pfanne geben
- Knoblauch durch die Knoblauchpresse drücken
- Oben genannte Gewürze und zusätzlich ⅓ TL Methe (Bockshornkleesamen) hinzufügen
- Alles zusammen leicht anbraten, bis Gelbwurz etwas bräunlich wird
- Kartoffeln und etwas Wasser hinzufügen
- Kurz zusammen verrühren und anbraten

Joghurtkartoffeln

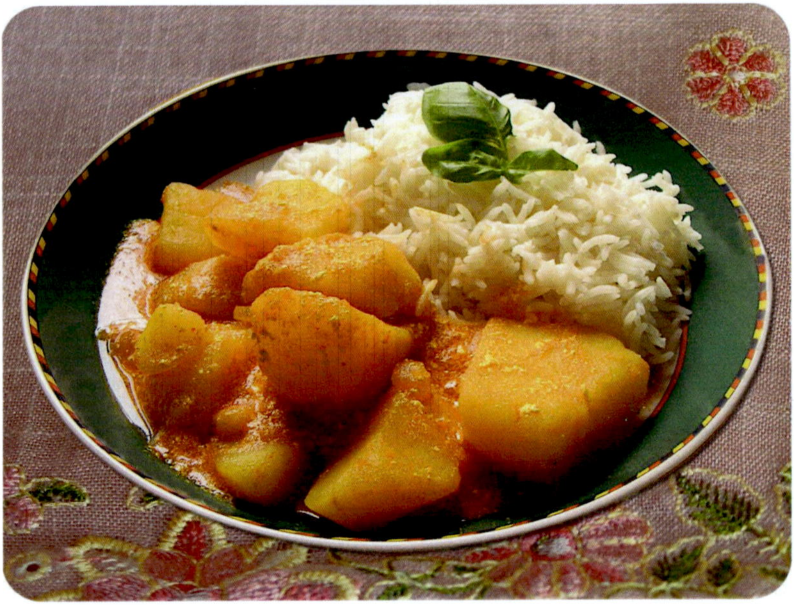

Schon gewusst?

Die Kartoffel enthält wichtige Mineralstoffe wie Kalium, Phosphor, Fluor, Kieselsäure, Zink, Schwefel, Jod, Kobalt und Kalzium. Von den Vitaminen sind präsent: Vitamin C, K, B6, Folsäure und reichlich Ballaststoffe.

*„Güte ist,
wenn man das leise tut,
was die anderen laut sagen."*

Friedl Beutelrock

Rezept

Zutaten für ca. 5 Personen:
- 1 kg Kartoffeln
- 8 g Ingwer
- 2 Knoblauchzehen
- 1 ½ EL Bio-Tomatenmark
- 100 g Joghurt (ca. 3 EL)
- ca. 500 ml Wasser
- frische Korianderblätter

Gewürze:
- ½ TL Kreuzkümmel (asiatischer Kümmel; im Mörser leicht anstoßen)
- ¼ TL Senfkörner
- ⅓ TL Gelbwurz (Curcuma)
- ½ TL Korianderpulver
- ¼ TL Pfeffer
- 1 TL süßer, roter Paprika
- 2 TL Steinsalz (bzw. nach Bedarf)

- Kartoffeln, Ingwer und Knoblauch schälen
- Kartoffeln in mundgerechte Stücke schneiden; Ingwer fein würfeln
- In einen Schnellkochtopf etwas Pflanzenöl geben
- Vorgewürfelten Ingwer hinzufügen
- Knoblauch durch Knoblauchpresse drücken
- Oben genannte Gewürze hinzufügen
- Leicht anbraten, bis Gelbwurz etwas bräunlich wird
- Tomatenmark und einen Schuss Wasser hinzufügen
- Zugedeckt ca. 30 Sekunden zusammen anbraten bis das Öl auf der Oberfläche erscheint
- Kartoffeln und Wasser hinzufügen, so dass das Wasser die Kartoffeln leicht bedeckt
- Alles zusammen kochen lassen bis die Kartoffeln weich sind
- Joghurt untermengen
- Falls erwünscht: mit frischen Korianderblättern verfeinern
- Den Topf zügig zudecken, damit sich die ätherischen Öle im Dampf entfalten können

Tipp: Joghurtkartoffeln mit Reis bzw. Chapati (Fladenbrot) oder Vollkornbrot servieren.

Variation:

MOLKE-KARTOFFELN

Hier wird statt des Wassers Molke verwendet. Keinen Joghurt mehr hinzufügen!

Urkartoffeln / Yamswurzeln

(Arbie)

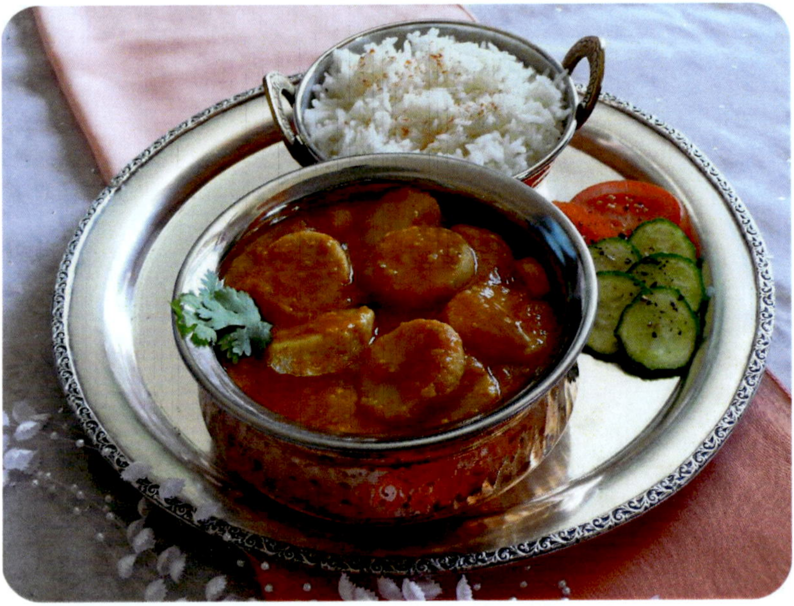

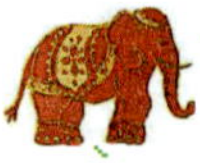

Schon gewusst?

Die Yamswurzel wirkt harntreibend und schleimlösend und sollte wegen der Bekömmlichkeit immer gut durchgekocht werden. Sie liefert uns viel Kalium, Vitamin C, Kohlenhydrate und Eiweiß.

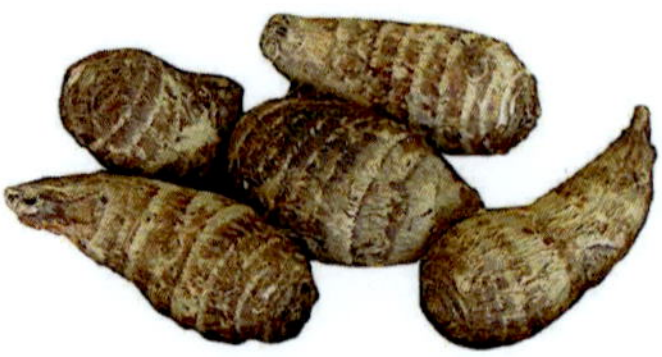

Yamswurzeln

„Die Liebe beginnt erst dort, wo kein Geschenk mehr zu erwarten ist."

Antoine de Saint-Exupéry

Rezept

Zutaten für ca. 6 Personen:
- 1 kg Arbie
- 11 g Ingwer
- 2-3 Knoblauchzehen
- 2 EL Bio-Tomatenmark
- ca. ½ Zitrone
- frische Korianderblätter
- ca. ¾ L Wasser

Gewürze:
- ¾ TL Kreuzkümmel (asiatischer Kümmel; im Mörser leicht anstoßen)
- ⅓ TL Senfkörner
- ⅓ TL Gelbwurz (Curcuma)
- ¾ TL Korianderpulver
- ⅕ TL Pfeffer
- ¾ TL süßer, roter Paprika
- 1 ½ TL Steinsalz (bzw. nach Bedarf)

- Arbie in Schale im Schnellkochtopf kochen
- Arbie schälen und in ½ cm dicke Scheiben schneiden
- Zitrone pressen und über Arbie gießen
- ½ Stunde ziehen lassen
- Knoblauch, Ingwer schälen
- Ingwer klein würfeln
- In einen Topf etwas Pflanzenöl geben
- Vorgewürfelten Ingwer hinzufügen
- Knoblauch durch Knoblauchpresse drücken
- Oben genannte Gewürze dazufügen
- Alles zusammen leicht anbraten, bis Gelbwurz etwas bräunlich wird
- Tomatenmark und einen Schuss Wasser hinzufügen
- Zugedeckt ca. 30 Sekunden zusammen anbraten bis das Öl auf der Oberfläche erscheint
- Arbie und Wasser dazugeben
- Falls erwünscht: mit frischen Korianderblättern verfeinern
- Den Topf zügig zudecken, damit sich die ätherischen Öle im Dampf entfalten können

Tipp: Bitte beachten Sie, dass die Arbie richtig durch sein sollen. Arbie mit Reis bzw. Chapati (Fladenbrot) oder Vollkornbrot servieren.

„Weisheit heißt dem Herzen glauben."
George Santayana

Kartoffeln mit Blumenkohl

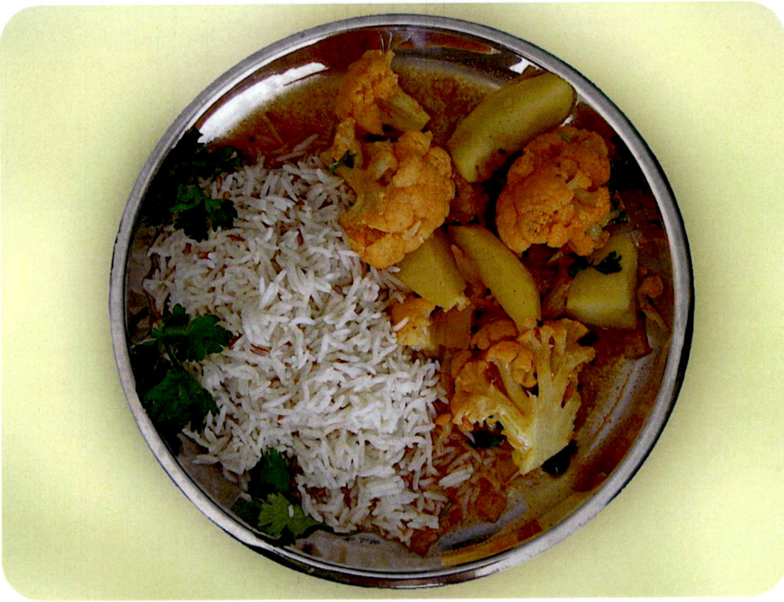

Schon gewusst?

Blumenkohl versorgt uns mit den Vitaminen B6, C und K; weiterhin mit Folsäure, Eisen, Zink, Pantothensäure, Schwefel, Kalium, Kalzium, Magnesium und Phosphor.

„Wahrhaftige Worte sind nicht angenehm.
Angenehme Worte sind nicht wahrhaftig.“

Laotse

Rezept

Zutaten für ca. 4 Personen:
- 500 g Blumenkohl
- 4 Kartoffeln (ca. 400 g)
- 1 Zwiebel
- 9 g Ingwer
- 2 Knoblauchzehen
- 2 EL Bio-Tomatenmark
- frische Korianderblätter
- ca. 600 ml Wasser

Gewürze:
- ¾ TL Kreuzkümmel (asiatischer Kümmel; im Mörser leicht anstoßen)
- ¼ TL Senfkörner
- ⅓ TL Gelbwurz (Curcuma)
- ½ TL Korianderpulver
- ¼ TL Pfeffer
- 1 TL süßer, roter Paprika
- 2 TL Steinsalz (bzw. nach Bedarf)
- 1 Prise Asafötida

- Blumenkohl waschen und in kleine mundgerechte Stücke schneiden
- Kartoffeln schälen und in kleine Scheiben schneiden
- Knoblauch, Ingwer, Zwiebel schälen
- Ingwer und Zwiebel klein würfeln
- In einen Schnellkochtopf etwas Pflanzenöl geben und erhitzen
- Vorgewürfelte Zwiebel hinzufügen und glasig anbraten
- Vorgewürfelten Ingwer hinzufügen
- Knoblauch durch die Knoblauchpresse drücken und in den Topf geben
- Oben genannte Gewürze, außer Asafötida, dazufügen
- Alles zusammen leicht anbraten, bis Gelbwurz etwas bräunlich wird
- Tomatenmark und einen Schuss Wasser hinzufügen und zugedeckt ca. 30 Sekunden zusammen anbraten bis das Öl auf der Oberfläche erscheint
- Blumenkohl und Kartoffeln dazugeben
- Wasser hinzufügen, so dass das Gemüse leicht bedeckt ist
- Wenn das Gemüse gar ist, Herd ausschalten
- Anschließend in die Soße Asafötida hinzufügen
- Falls erwünscht: mit frischen Korianderblättern verfeinern
- Topf zügig zudecken, damit sich die ätherischen Öle im Dampf entfalten können

Tipp: Blumenkohl mit Reis bzw. Chapati (Fladenbrot) oder Vollkornbrot und mit etwas Raita (Joghurtdip, s. Seite 62 ff) servieren.

Flaschenkürbis

(Ghia)

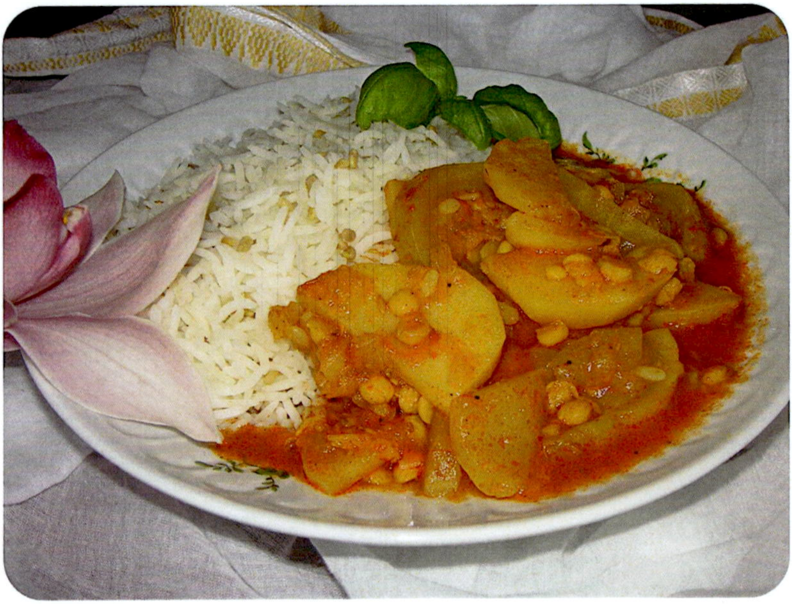

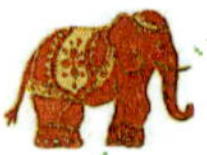

Schon gewusst?

Andere Bezeichnungen für Ghia sind Loki, Dhoodi bzw. Flaschenkürbis. Ghia ist sehr gesund für Herz und Verdauung und liefert Eisen, Vitamin B und C.

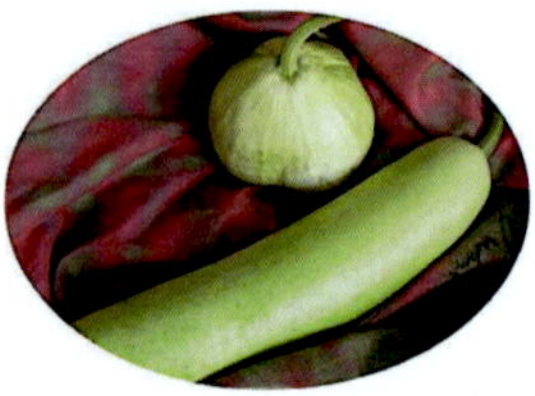

Ghia

„Unsere Nahrungsmittel sollten Heil-, unsere Heilmittel Nahrungsmittel sein."

Hippokrates

Rezept

Zutaten für ca. 5 Personen:
- 1 Ghia (ca. 800 g)
- ca. 120 g Chana Dal (halbe Kichererbsen)
- 2 Kartoffeln (ca. 200 g)
- 1 Zwiebel
- 9 g Ingwer
- 2 Knoblauchzehen
- 2 ½ EL Bio-Tomatenmark
- frische Korianderblätter
- ca. 1 L Wasser

Gewürze:
- ¾ TL Kreuzkümmel (asiatischer Kümmel; im Mörser leicht anstoßen)
- ¼ TL Senfkörner
- ⅓ TL Gelbwurz (Curcuma)
- ½ TL Korianderpulver
- ¼ TL Pfeffer
- ¾ TL süßer, roter Paprika
- ⅓ TL Garam Masala
- 2 TL Steinsalz (bzw. nach Bedarf)

- Chana Dal waschen und für ca. 3 Stunden in etwas Wasser einweichen
- Ghia waschen, schälen und in mundgerechte Scheiben schneiden
- Kartoffeln schälen und in kleine Scheiben schneiden
- Knoblauch, Ingwer, Zwiebel schälen
- Ingwer und Zwiebel klein würfeln
- In einen Schnellkochtopf etwas Pflanzenöl geben und erhitzen
- Vorgewürfelte Zwiebel hinzufügen und glasig anbraten
- Vorgewürfelten Ingwer dazugeben
- Knoblauch durch die Knoblauchpresse drücken und in den Topf geben
- Oben genannte Gewürze, außer Garam Masala, dazufügen
- Alles zusammen leicht anbraten, bis Gelbwurz etwas bräunlich wird
- Tomatenmark und einen Schuss Wasser dazufügen und zugedeckt ca. 30 Sekunden zusammen anbraten bis das Öl auf der Oberfläche erscheint
- Ghia, Kartoffelstücke und eingeweichten Chana Dal hinzufügen
- Wasser hinzufügen, so dass das Gemüse leicht bedeckt ist
- Wenn das Gemüse gar ist, Herd ausschalten
- Anschließend Garam Masala hinzufügen
- Falls erwünscht: mit frischen Korianderblättern verfeinern
- Topf zügig zudecken, damit sich die ätherischen Öle im Dampf entfalten können

Tipp: Ghia mit Reis bzw. Chapati (Fladenbrot) oder Vollkornbrot und mit etwas Raita (Joghurtdip, s. Seite 62 ff) servieren.

Auberginen

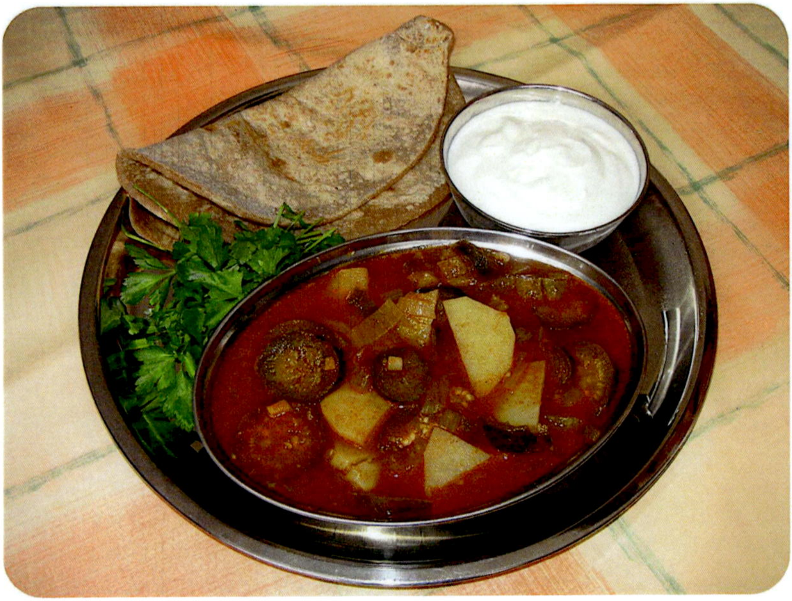

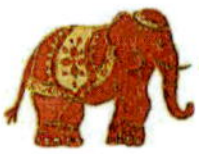

Schon gewusst?

Aubergine bietet viel Kalium, Mangan, Eisen, Zink, Kupfer, Fluor, Folsäure und Vitamin C.

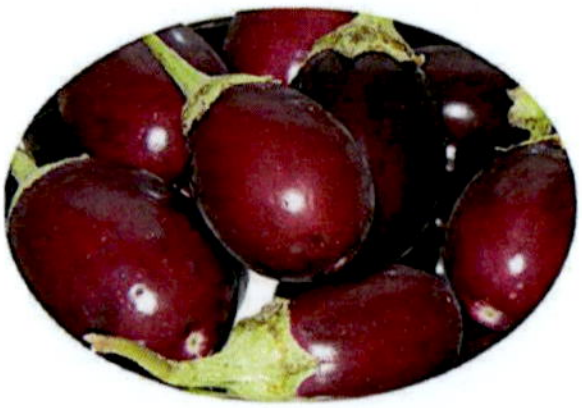

Auberginen

„Wo zwei zusammenstoßen, siegt der Besonnene."

Lao-Tse

Rezept

Zutaten für ca. 4 Personen:
- ca. 600 g Auberginen
- 2 große Kartoffeln (ca. 250 g)
- 1 Zwiebel
- 9 g Ingwer
- 2 Knoblauchzehen
- 1 ½ EL Bio-Tomatenmark
- frische Korianderblätter
- ca. 700 ml Wasser
- etwas Senföl

Gewürze:
- ¾ TL Kreuzkümmel (im Mörser leicht anstoßen)
- ¼ TL Gelbwurz (Curcuma)
- ¾ TL Korianderpulver
- ⅕ TL Pfeffer
- ¾ TL süßer, roter Paprika
- 1 ¾ TL Steinsalz (bzw. nach Bedarf)
- ¾ TL Amchur (Mangopulver)

- Auberginen waschen und in kleine mundgerechte Scheiben schneiden
- Kartoffeln schälen und in kleine Scheiben schneiden
- Knoblauch, Ingwer, Zwiebel schälen
- Ingwer und Zwiebel klein würfeln
- In einen Topf etwas **Senföl** geben und erhitzen
- Vorgewürfelte Zwiebel hinzufügen und glasig anbraten
- Vorgewürfelten Ingwer beimengen
- Knoblauch durch die Knoblauchpresse drücken und in den Topf geben
- Oben genannte Gewürze, außer Mangopulver, dazufügen
- Alles zusammen leicht anbraten, bis Gelbwurz etwas bräunlich wird
- Tomatenmark und einen Schuss Wasser hinzufügen und zugedeckt ca. 30 Sekunden zusammen anbraten bis das Öl auf der Oberfläche erscheint
- Auberginen und Kartoffelscheiben hinzufügen
- Wasser hinzufügen, so dass das Gemüse leicht bedeckt ist
- Wenn das Gemüse gar ist, Herd ausschalten
- Amchur hinzufügen
- Falls erwünscht: mit frischen Korianderblättern verfeinern
- Topf zügig zudecken, damit sich die ätherischen Öle im Dampf entfalten können

Tipp: Auberginen mit Reis bzw. Chapati (Fladenbrot) oder Vollkornbrot und mit etwas Naturjoghurt oder Raita (Joghurtdip, s. Seite 62 ff) servieren.

„Liebe allein, nicht Hass, kann die Welt heilen..."
Yehudi Menuhin

Gemischtes Gemüse

(mixed vegetables)

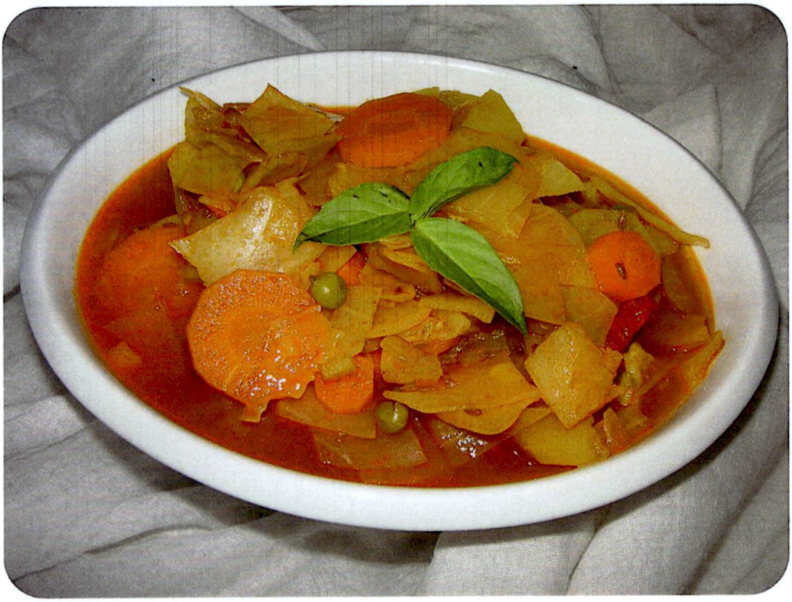

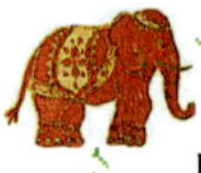

Schon gewusst?

Für einen sinnvollen Schutz vor vorzeitiger Gewebealterung ist Gemüse mehr als wichtig, ja sogar unentbehrlich. Die speziellen Substanzen (Antioxidantien), die im Gemüse enthalten sind, können unseren Körper besonders wirkungsvoll vor Krebs schützen. Die Kochprozedur ist dabei von beachtlicher Bedeutung, wenn man sich vor Augen hält, dass in der Mikrowelle 85 % aller im Gemüse enthaltenen Antioxidantien zerstört werden. Beim traditionellen Kochen hingegen 47% und beim Dünsten sogar nur 6%. *Quelle: Bild der Wissenschaft 11/2003*

„Jede Krankheit hat ihren besonderen Sinn;
denn jede Krankheit ist eine Reinigung;
man muss nur herausbekommen,
wovon und wozu."

Morgenstern

Rezept

Zutaten für ca. 4 Personen:

- 3 Kartoffeln (ca. 300 g)
- 300 g Karotten
- 500 g Kraut
- 50 g grüne Erbsen (Handvoll)
- 1 große Zwiebel
- 9 g Ingwer
- 3 Knoblauchzehen
- 2 EL Bio-Tomatenmark
- frische Korianderblätter
- ca. 850 ml Wasser

Gewürze:

- ¾ TL Kreuzkümmel (asiatischer Kümmel; im Mörser leicht anstoßen)
- ⅓ TL Senfkörner
- ⅓ TL Gelbwurz (Curcuma)
- ¾ TL Korianderpulver
- ⅓ TL Kardamom
- 2 Gewürznelken
- ⅓ TL Pfeffer
- 1 TL süßer, roter Paprika
- 2 TL Steinsalz (bzw. nach Bedarf)

- Kartoffeln und Karotten schälen und in kleine mundgerechte Scheiben schneiden
- Kraut waschen und in mundgerechte Stücke schneiden
- Knoblauch, Ingwer, Zwiebel schälen
- Ingwer und Zwiebel klein würfeln
- In einen Schnellkochtopf etwas Pflanzenöl geben und erhitzen
- Vorgewürfelte Zwiebel hinzufügen und glasig anbraten
- Vorgewürfelten Ingwer beimengen
- Knoblauch durch die Knoblauchpresse drücken und in den Topf geben
- Oben genannte Gewürze dazufügen
- Alles zusammen leicht anbraten, bis Gelbwurz etwas bräunlich wird
- Tomatenmark und einen Schuss Wasser hinzufügen und zugedeckt ca. 30 Sekunden zusammen anbraten bis das Öl auf der Oberfläche erscheint
- Gemüse und Erbsen untermengen
- Wasser dazufügen, so dass das Gemüse leicht bedeckt ist
- Wenn das Gemüse gar ist, falls erwünscht: mit frischen Korianderblättern verfeinern
- Topf zügig zudecken, damit sich die ätherischen Öle im Dampf entfalten können

Tipp: Mixed vegetables mit Reis bzw. Chapati (Fladenbrot) oder Vollkornbrot und mit etwas Naturjoghurt oder Raita (Joghurtdip, s. Seite 62 ff) servieren.

Okra - Schoten

(Bhendi)

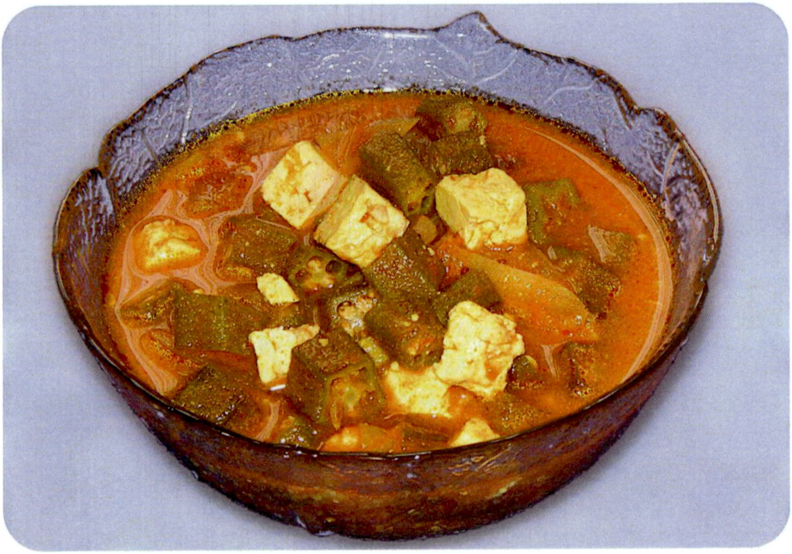

Schon gewusst?

Okra bereichert die Küche auf vielfältige Art und Weise. Das exotische Gemüse enthält Eisen, Kalium, Kalzium, Magnesium, Folsäure und die Vitamine K und C.

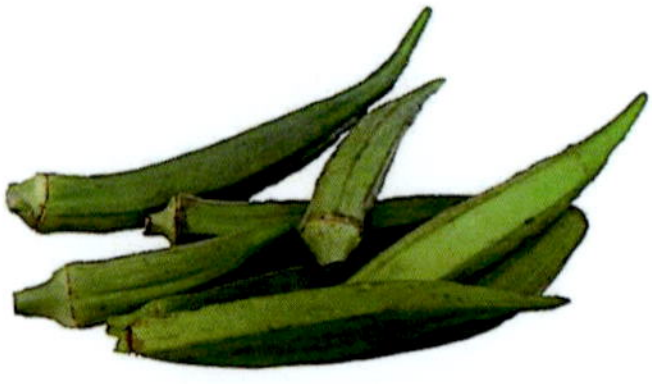

Okra

„Wahre Heiligkeit besteht darin, den Willen Gottes lächelnd zu tun."

Mutter Teresa

Rezept

Zutaten für ca.4 Personen:

- 300 g Okra
- 2 Kartoffeln (ca. 200 g)
- 1 große Zwiebel
- 6 g Ingwer
- 1 Knoblauchzehe
- 1 ⅓ EL Bio-Tomatenmark
- 200 g hausgemachten Käse (Paneer) alternativ: Feta oder Schafskäse
- ca. 650 ml Wasser

Gewürze:

- ½ TL Kreuzkümmel (asiatischer Kümmel; im Mörser leicht anstoßen)
- ¼ TL Senfkörner
- ¼ TL Gelbwurz (Curcuma)
- ⅓ TL Korianderpulver
- ⅕ TL Pfeffer
- ½ TL süßer, roter Paprika
- 1 ⅓ TL Steinsalz (bzw. nach Bedarf)
- ⅓ TL Mangopulver (Amchur)

- Okra waschen, die Spitze und den Strunk abschneiden
- In ½ cm breite Stücke schneiden
- Kartoffeln schälen und in dünne halbierte Scheiben schneiden
- Knoblauch, Ingwer, Zwiebel schälen
- Ingwer klein würfeln
- Zwiebel in Streifen schneiden
- In einen Topf etwas Pflanzenöl geben und erhitzen
- Zwiebel hinzufügen und glasig anbraten
- Vorgewürfelten Ingwer beimengen
- Knoblauch durch die Knoblauchpresse drücken und in das Öl geben
- Oben genannte Gewürze, außer Mangopulver, dazufügen
- Alles zusammen leicht anbraten, bis Gelbwurz etwas bräunlich wird
- Tomatenmark und einen Schuss Wasser hinzufügen und zugedeckt ca. 30 Sekunden zusammen anbraten bis das Öl auf der Oberfläche erscheint
- Okrastücke und Kartoffelscheibchen hinzufügen
- Wasser dazugeben, so dass das Gemüse leicht bedeckt ist
- Mit einem Deckel ohne Loch nur kurz zugedeckt kochen lassen
- Wenn das Gemüse gar ist, Herd ausschalten
- Anschließend Mangopulver und gewürfelten Käse untermengen

Tipp: Okra nur kurz kochen, da sie sehr schnell gar werden.
Okra mit Reis bzw. Chapati (Fladenbrot) oder Vollkornbrot und mit etwas Raita (Joghurtdip, s. Seite 62 ff) servieren.

Zwiebel - Tomaten - Soße

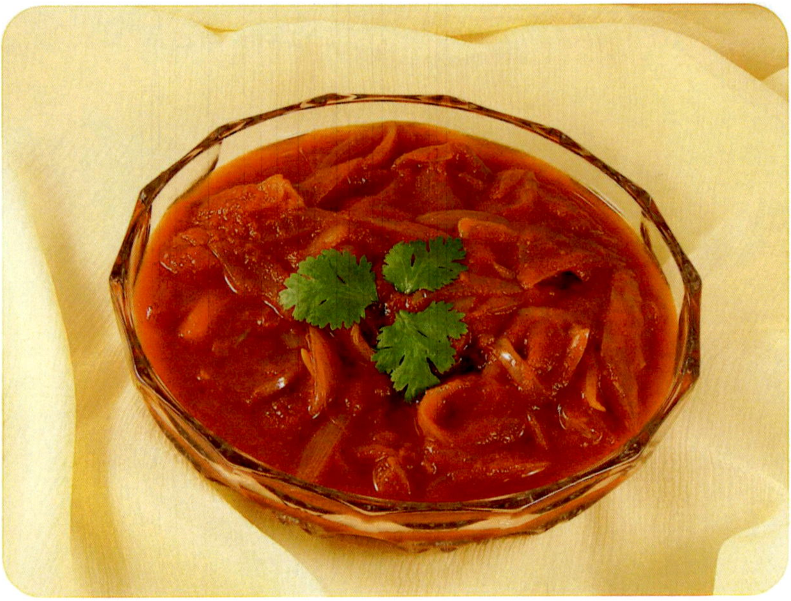

Schon gewusst?

Ihr Reichtum an Vitamin B und C macht die Zwiebel zu einem hervorragenden Heilmittel gegen Infektions- und Erkältungskrankheiten. Außerdem enthalten Zwiebeln Kalium, Phosphor, Fluor, Kieselsäure, Zink und Schwefel. Die Inhaltsstoffe der Tomaten hingegen bieten wirksamen Schutz z. B. vor Herz-Kreislauf-Erkrankungen. Besonders vertreten sind Kalium, Magnesium, Kalzium, Eisen, Kupfer und Kobalt – neben den Vitaminen A, B, C und E. Empfehlenswert sind Bio-Tomaten.

Rezept

Zutaten für ca. 4 Personen:
- 2 große Zwiebeln
- 3 g Ingwer
- 1 Knoblauchzehe
- 250 ml passierte Tomaten oder 5 große frische Tomaten
- frische Korianderblätter

Gewürze:
- ¼ TL Gelbwurz (Curcuma)
- ⅕ TL Pfeffer
- ¾ TL Paprika
- ½ TL Steinsalz (bzw. nach Bedarf)

- Knoblauch, Ingwer, Zwiebeln schälen
- Zwiebeln in Streifen schneiden
- Ingwer klein würfeln
- Falls frische Tomaten vorhanden, waschen und klein schneiden
- In eine Pfanne etwas Pflanzenöl geben und erhitzen
- Zwiebeln hinzufügen und glasig anbraten
- Vorgewürfelten Ingwer beimengen
- Knoblauch durch die Knoblauchpresse drücken und in das Öl geben
- Oben genannte Gewürze dazufügen
- Alles zusammen leicht anbraten, bis Gelbwurz etwas bräunlich wird
- Passierte bzw. frische Tomaten hinzufügen und zugedeckt ca. 30 Sekunden zusammen zugedeckt anbraten bis das Öl auf der Oberfläche erscheint
- Bei Bedarf etwas Wasser dazugeben
- Herd ausschalten
- Falls erwünscht: mit frischen Korianderblättern verfeinern
- Pfanne zügig zudecken, damit sich die ätherischen Öle im Dampf entfalten können

Tipp: Die Zwiebel-Tomaten-Soße ist ein ganz einfaches und schnelles Gericht. Es kann mit Vollkornbrot bzw. mit indischem Fladenbrot (Chapati) oder indischem Pfannkuchen (Pura) serviert werden. Auf Grund der einfachen Zutaten, eignet sich dieses Gericht als gute Alternative für ein schnelles und gesundes Essen, wenn es mal zu Hause „nichts“ gibt.
Chapati werden wir Ihnen in dem Kochbuch Teil II vorstellen.

„Der Mensch bringt täglich sein Haar in Ordnung; warum nicht auch sein Herz?“
(aus Indien)

Ingwer - Knoblauch - Suppe

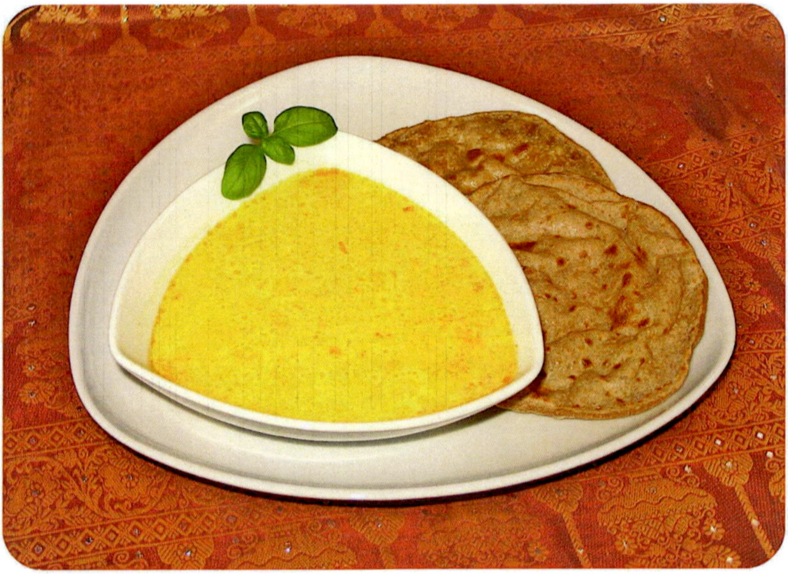

Schon gewusst?

Milch und Milchprodukte zählen auch heute noch zu den Grundnahrungsmitteln.
Ihr bemerkenswerter Eiweißgehalt mit allen essentiellen Aminosäuren ist zu betonen.
Die Verdaulichkeit der Milch begünstigt man durch:

- Abkochen der Rohmilch vor dem Verzehr
- Sie sollte nicht mit Scharfem, Saurem oder Salzigem genossen werden
- Nicht zu spät am Abend (nach ca. 20:00 Uhr) trinken
- Die Verschleimungswirkung ist durch Abkochen mit einer kleinen Zugabe von Curcuma, Kardamom oder Fenchel zu mildern
- Empfehlenswert ist Bio-Milch, da diese nicht genmanipuliert ist

Rezept

Zutaten für ca. 4 Personen:
- 1 L Milch
- 9 g Ingwer
- 2 große Knoblauchzehen

Gewürze:
- ca. ½ TL Gelbwurz (Curcuma)
- ⅕ TL Pfeffer
- ⅓ TL süßer, roter Paprika
- ¾ TL (gestrichen) Steinsalz (bzw. nach Bedarf)

- Knoblauch und Ingwer schälen
- In einen Topf 1 EL geklärte Butter (Ghee) oder Pflanzenöl geben
- Knoblauch und Ingwer durch die Knoblauchpresse drücken (bzw. Ingwer fein hacken) und die oben genannten Gewürze hinzufügen
- Alles zusammen leicht anbraten, bis Gelbwurz etwas bräunlich wird
- Milch hinzufügen und aufkochen

Tipp: Dieses Gericht empfiehlt es sich vor allem an kühleren Tagen und im Winter zu servieren, da es den Körper wärmt. Es bietet sich vor allem bei Erkältungen an, da Knoblauch und Ingwer Hitze erzeugen und somit die Linderung der Erkältung unterstützen.

Diese Suppe kann mit Vollkornbrot oder indischem Fladenbrot (Chapati) serviert werden. Chapati werden wir Ihnen in unserem Kochbuch Teil II vorstellen.

„Es gibt keinen Weg zum Frieden, denn Frieden ist der Weg.“
Mahatma Gandhi Ji

Frittiertes Gemüse im Kichererbsenmantel

(Pakora)

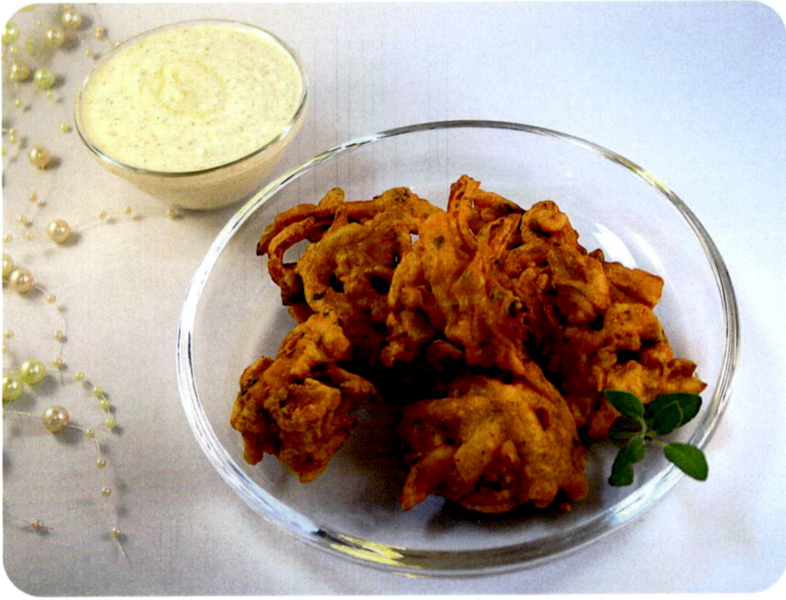

Pakora ist ein Gericht für besondere Tage. Es eignet sich ideal als Nachmittagssnack zum Chai. Bitte beachten Sie, dass es ein frittiertes Gericht ist, deswegen sollte man es nicht zu oft verzehren.

Tipp: Pakora mit Gewürz - Raita (Joghurtdip s. Seite 62 ff) bzw. Naturjoghurt und Chai (Kochbuch Teil II) servieren.

Rezept

Zutaten für ca. 4 Personen:
- 3 Kartoffeln
- 1 große Zwiebel
- 2-3 Knoblauchzehen
- 180 g Kichererbsenmehl
- 20 g Dinkel- oder Vollkornmehl
- ca. ½ L Kokosöl
- ca. 225 ml Wasser

Gewürze:
- ½ TL Kreuzkümmel (asiatischer Kümmel; im Mörser leicht anstoßen)
- ⅓ TL Gelbwurz (Curcuma)
- 1 TL Korianderpulver
- ¼ TL Königskümmel (Ajuwan)
- ¼ TL Pfeffer
- 1 ½ TL süßer, roter Paprika
- ¾ TL Garam Masala
- ½ EL Bockshornkleeblätter (Methi-Blätter)
- 1 ½ TL Steinsalz (bzw. nach Bedarf)
- ⅓ TL Mangopulver (Amchur) zum Verfeinern

- Eine Warmhaltebox oder Schüssel mit Küchenkrepp auslegen und bereitstellen
- Kichererbsen- und Dinkelmehl (bzw. Vollkornmehl) in eine Schüssel geben
- Knoblauch schälen und hineinpressen
- Gewürze außer Mangopulver hinzufügen
- Wasser nach und nach dazugeben und so lange mit einem Esslöffel im Uhrzeigersinn verrühren bis keine Mehlklümpchen da sind
- Kartoffeln schälen und in **dünne**, längliche Streifen schneiden
- Zwiebel schälen und in Streifen schneiden
- Das Gemüse in den Teig geben und vermengen
- Nach ca. 10 Min. wird die Konsistenz flüssiger (das Salz entzieht dem Gemüse das Wasser). Falls die Konsistenz der Masse noch zu fest sein sollte, einen Schuss Wasser hinzufügen
- Währenddessen in einem flachen Topf mit dickem Boden Kokosöl erhitzen (es ist heiß, wenn ein Teigtropfen sofort zischend an die Oberfläche steigt)
- Mit einem Esslöffel nacheinander Gemüseteig in das heiße Öl geben und beidseitig (ca. 5 Min) mittelbraun frittieren
- Hinweis: Das Öl soll nicht zu heiß sein, so dass das Gemüse nicht zu schnell von außen bräunt und innen roh bleibt, aber auch nicht zu kalt, da sonst der Teig Öl aufsaugen wird
- Anschließend mit einer Schaumkelle herausheben, abtropfen lassen und in eine Warmhaltebox geben
- Eine Prise Mangopulver darüber streuen
- Vorgang wiederholen, bis alles frittiert ist

Frittierte Dinkelmehlschleifen

(Matter)

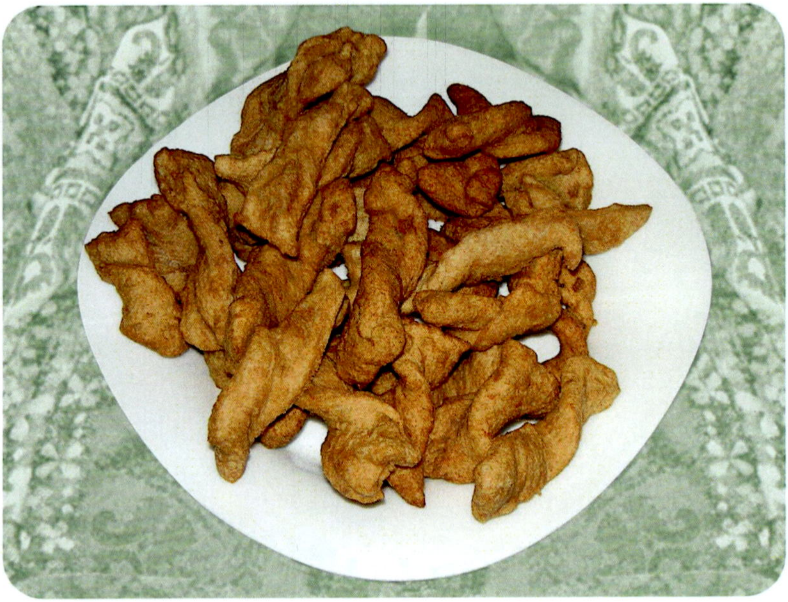

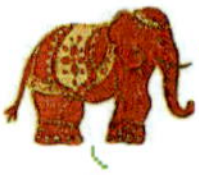

Schon gewusst?

Dinkelvollkorn ist ein besonders nährstoffhaltiges Urgetreide. Dieses naturbelassene Vollkorn wird leichter als weißes Mehl verdaut. Beachten Sie bitte, dass Kekse und fertige Backwaren oft gesundheitsschädigende gehärtete Pflanzenöle enthalten, die das Risiko für Schlaganfall bzw. Herzinfarkt erhöhen.

„Die wirksamste Medizin ist die natürliche Heilkraft, die im Inneren eines jeden von uns liegt."
Hippokrates

Rezept

Zutaten für ca. 4 Personen:
- ½ kg Dinkel-Vollkornmehl
- 2 EL Butter
- ⅓ TL Backpulver
- ca. 350 ml Wasser
- ca. ½ L Kokosöl

Gewürze:
- 1 ½ TL Wildsellerie-Samen (Ajuwan)
- ¾ TL grob gemahlener schwarzer Pfeffer
- ca. 3 TL Steinsalz (bzw. nach Bedarf)

- Eine Warmhaltebox oder Schüssel mit Küchenkrepp auslegen und bereitstellen
- Mehl, Butter, Backpulver und die Gewürze in eine Schüssel geben
- Wasser nach und nach hinzufügen
- Es soll ein fester geschmeidiger Teig entstehen
- Teig in drei große Kugeln formen
- Kugeln nacheinander in ca. ½ cm dicke Fladen mit einem Nudelholz ausrollen
- Ca. 2-3 cm breite und 5 cm lange Streifen schneiden
- Kokosöl in einem flachen Topf oder Pfanne erhitzen
- Das Öl ist heiß genug, wenn ein Teigtropfen sofort auf die Oberfläche aufsteigt
- Zügig die erste Portion Schleifen in das Öl geben und beidseitig goldbraun frittieren
- Schleifen mit einer Schaumkelle herausheben und gut abgetropft in eine Warmhaltebox geben
- Den Vorgang wiederholen, bis der ganze Teig frittiert ist

Tipp: Bitte das Öl so heiß werden lassen, dass die Dinkelmehlschleifen kein Öl aufsaugen, aber auch nicht zu heiß, da diese sonst sehr schnell dunkelbraun werden und innen nicht richtig durch sind.

Matter schmecken wunderbar als Nachtisch zum indischen Gewürztee (Chai) – stellen wir Ihnen im Kochbuch II vor.

„Was wir wissen, ist ein Tropfen,
was wir nicht wissen, ein Ozean."
Isaac Newton

Joghurt - Dip

(Raita)

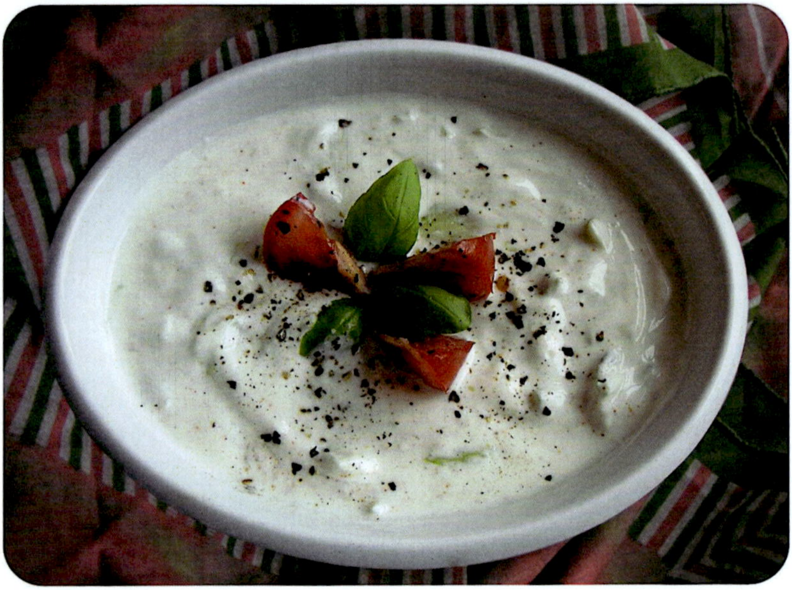

Schon gewusst?

Joghurt wirkt sich vor allem auf die Darmflora und Magenschleimhaut regulierend, heilend und aufbauend aus. Er unterstützt die gesamte Verdauung, kühlt den Organismus und hilft gut bei Darmträgheit. Sein Einsatz als „Haarspülung" sei noch zu bemerken. Joghurt mindert Schuppen und hat allgemein eine pflegende Eigenschaft für die Haut.

Joghurt-Dip mit Gewürzen

Zutaten für ca. 4 Personen:
- 250 -300 ml Joghurt

Gewürze:
- 1 Prise Asafötida
- ¼ TL Steinsalz
- ¼ TL Pfeffer
- ¼ TL süßer, roter Paprika
- frische Korianderblätter oder Minze

- In einer Schale Joghurt mit oben genannten Gewürzen gut verrühren
- Evtl. mit frischen Korianderblättern oder im Sommer mit frischer Minze garnieren und servieren

So bereiten Sie Naturjoghurt zu:

- 1 L Vollmilch
- 1 EL Naturjoghurt (in der kalten Jahreszeit 1 ½ EL)

- Milch zum Kochen bringen, wegstellen und in eine Schale umfüllen
- Milch abkühlen lassen, so dass man den kleinen Finger für ca. 10 Sek. hineinhalten kann, ohne sich dabei zu verbrennen (richtige Temperatur)
- Hinweis: nutzen Sie diese Zeit um ein Gebet zu sprechen
- Oben genannte Joghurtmenge hinzufügen und mit einem Schneebesen rechtsherum gut verrühren
- Die Schale mit einem Deckel zudecken und bei kalten Tagen in ein sauberes Handtuch oder Decke wickeln
- In die Nähe einer Wärmequelle stellen und nicht mehr bewegen!
- Nach ca. 4-8 Stunden (je nach Zimmertemperatur) wird der Joghurt fest
- Danach im Kühlschrank aufbewahren

Joghurt-Dip mit Salatgurke

Zutaten für ca. 4 Personen:
- 1 kleines Stück Salatgurke
- 250 – 300 ml Joghurt

Gewürze:
- 1 Prise Asafötida
- ¼ TL Salz
- ¼ TL Pfeffer
- ¼ TL süßer, roter Paprika
- frische Korianderblätter oder Minze

- In eine Schale 1 kleines Stück geschälte Gurke hineinraspeln
- Oben genannte Gewürze hinzufügen und gut verrühren
- Evtl. mit frischen Korianderblättern oder im Sommer mit frischer Minze garnieren und servieren

Tipp: Gurke entgiften:
Den Strunk (ca. 1-1½ cm tief) von der Gurke abschneiden. Mit der Messerspitze ein paar kleine Löcher in die Gurke einstechen. Den Strunk kreisend darauf reiben bis ein Schaum entsteht. Das aufgeschnittene Ende mit dem gebildeten Schaum etwa ½ cm tief abschneiden und entsorgen.

Joghurt-Dip mit Kartoffeln

Zutaten für ca. 4 Personen:
- 1–2 gekochte Kartoffeln
- 250 – 300 ml Joghurt

Gewürze:
- 1 Prise Asafötida
- ¼ TL Salz
- ¼ TL Pfeffer
- ¼ TL süßer, roter Paprika
- frische Korianderblätter oder Minze

- Die Kartoffeln mit Schale kochen und anschließend schälen
- Kartoffeln klein würfeln
- In eine Schale Joghurt, Kartoffeln und die oben genannten Gewürze hinzufügen und gut verrühren
- Evtl. mit frischen Korianderblättern oder im Sommer mit frischer Minze garnieren und servieren

Butterreinfett / Butterschmalz

Sanskrit: Ghee

Das Butterreinfett ist ein wesentlicher Bestandteil der ayurvedischen Küche. Es wird auch Lebenselixier genannt. Ghee ist hervorragend verdaulich, cholesterinfrei und ohne zusätzliche Konservierungsstoffe lange haltbar – auch ohne Kühlschrank.

Schon ein Teelöffel Ghee am Tag wirkt nervenstärkend und entgiftend.

- Sie benötigen einen flachen Topf mit dickem Boden, einen Aufbewahrungsbehälter für das fertige Ghee und evtl. ein feines 100%iges Baumwolltuch
- Butter in den Kochtopf geben und auf höherer Flamme (ohne Deckel) schmelzen bis weißer Schaum entsteht
- Flamme zurückstellen und mit einem großem Löffel den weißen Schaum vorsichtig von der Oberfläche abschöpfen
- Bitte darauf achten, dass das Ghee nicht anbrennt! Schonend kochen
- Immer wieder Schaum abschöpfen bis das Ghee goldfarben und klar ist
- Um sicher zu sein, dass das Ghee richtig geklärt wurde, empfehlen wir Ihnen:
- Aufbewahrungsbehälter mit einem feinen Baumwolltuch abdecken
- Vorsichtig das Ghee durch das Baumwolltuch in den Behälter absieben
- Tuch nicht im Aufbewahrungsbehälter auspressen
- Rückstände im Topf nicht verwenden
- Ghee abkühlen lassen

Tipp: Ghee, das richtig geklärt wurde, ist cholesterinfrei und kann bedenkenlos außerhalb des Kühlschranks aufbewahrt werden. Es verändert seine Konsistenz je nach Temperatur.

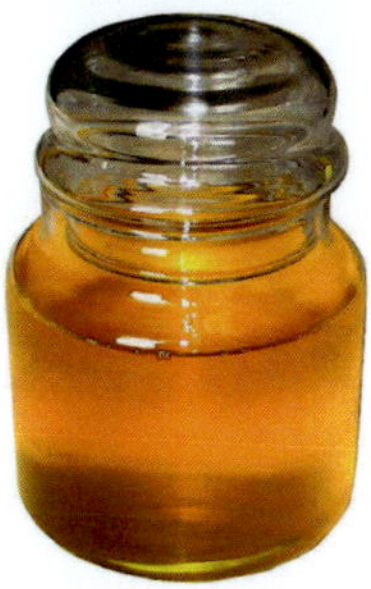

Ghee

„Man bekommt nur das, was man gibt.
Das Leben ist ein Bumerang:
Unsere Gedanken, Worte und Taten kehren
früher oder später zu uns zurück,
und zwar mit erstaunlicher Treffsicherheit.“

(Florence Scovel Shinn)

Ayurvedische Gewürze als Seelenbalsam

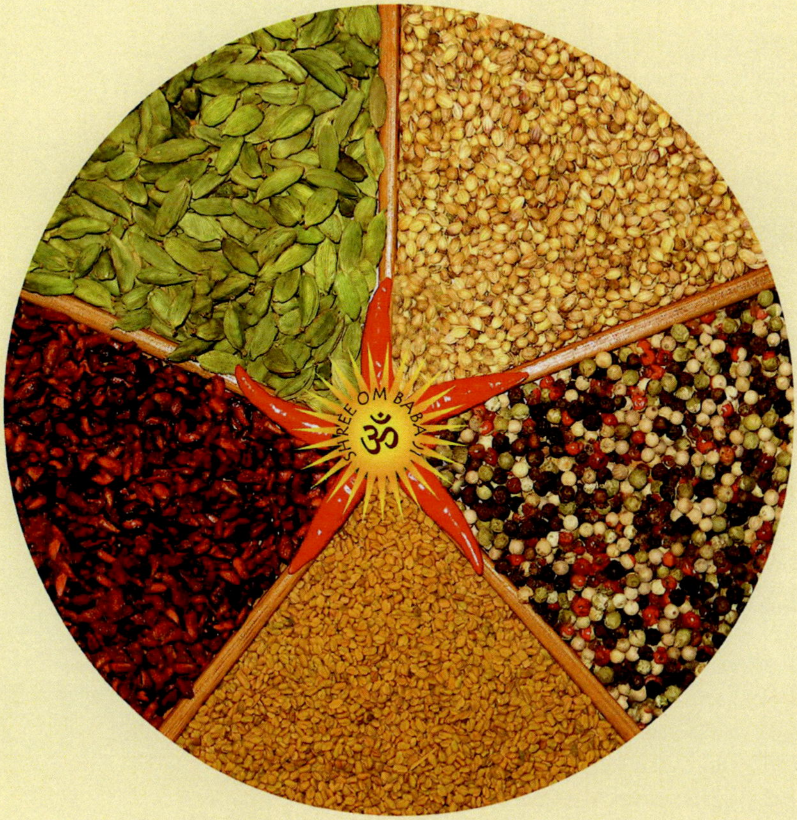

Kleine Einführung in die ayurvedische Gewürzküche

ASAFÖTIDA

Sanskrit: Hingu

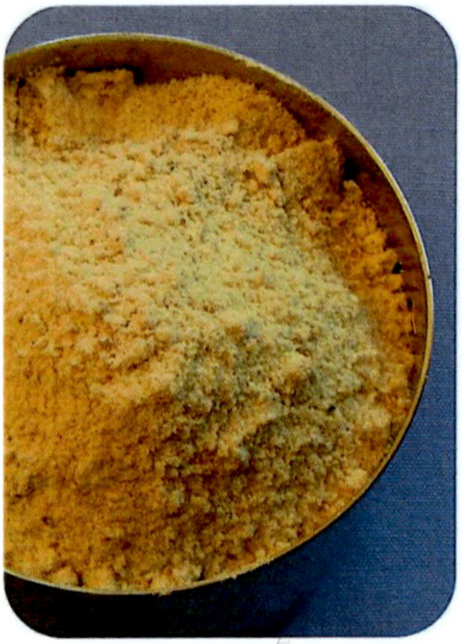

Asafötida (Teufelsdreck) findet seinen Ursprung im Kaschmir, in Punjab, sowie in Pakistan. Da Asafötida sehr stark riecht, empfehlen wir, es in einem luftdicht verschließbaren Behälter im Kühlschrank aufzubewahren.

TIPP: Asafötida (Teufelsdreck) ist ein sehr gutes und wirksames Gewürz bei Magen-Darm-Störungen und Blähungen. Es hilft auch bei einem trägen Darm, denn es regt die Verdauung an. Allerdings hilft es nur effektiv, wenn man es in sehr, sehr kleinen Mengen verwendet.

BOCKSHORNKLEEBLÄTTER

Sanskrit: Methi

Bockshornklee ist in der deutschen Küche wenig bekannt, hat aber in Indien seinen festen Platz im Gewürzregal. Deswegen sind sowohl die Blätter, als auch die Samen meistens nur in Asia-Läden zu kaufen.
Die in der Sonne getrockneten Bockshornkleeblätter verwendet man hauptsächlich für das Verfeinern von z. B. Kartoffelgerichten.

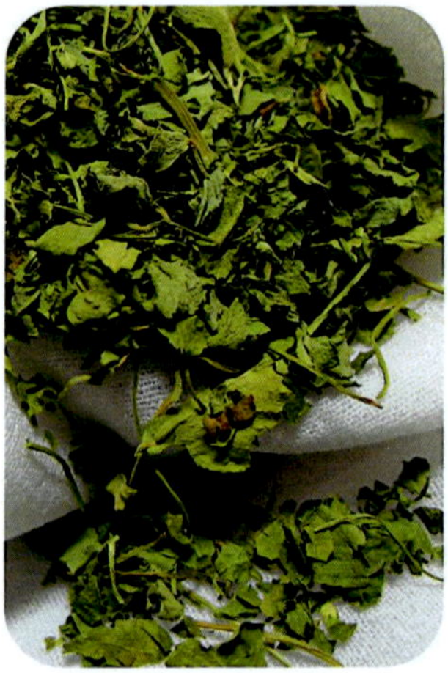

TIPP: Methi regen den Stoffwechsel an und erhöhen den Eisengehalt im Blut.

BOCKSHORNKLEESAMEN

Sanskrit: Methe

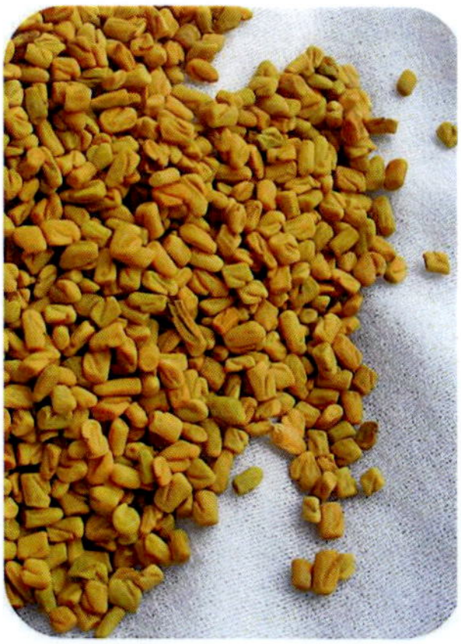

Bockshornkleesamen haben einen strengen bzw. leicht bitteren Geschmack und sollten deshalb immer in der vorgeschriebenen Menge angewandt werden. Auch ist darauf zu achten, dass sie nicht anbrennen, da sie sonst noch bitterer werden.

TIPP: Es ist bekannt, dass der Samen gegen Gelenkschmerzen aber auch bei Schwächezuständen und Stress wohltuende Wirkung hat. Diese kräftigende Wirkung setzen Bockshornkleesamen auch in der Schwangerschaft frei. In Indien essen die Frauen nach der Geburt die Samen mit etwas Gurh (eingedickter Zuckerrohrsaft) zur Stärkung des Rückens und der Körperkraft, sowie zur Anregung der Muttermilch. Bei Diabetes weicht man ½ TL Methe und 1 TL Fenchelsamen über die Nacht ein und trinkt am nächsten Morgen nüchtern den Saft.

FENCHELSAMEN

Sanskrit: Madhurika

Das aus Europa stammende Gewürz wird besonders in der Heilkunde geschätzt, deshalb gleich zu den Tipps.

TIPP: Fenchelsamen besänftigen und beruhigen den Darm, stärken die Nervenkraft und fördern den Schlaf. Nach jedem Essen kann man eine Prise Fenchelsamen mit etwas braunem Zucker zur Förderung der Verdauung zu sich nehmen (nebenbei bemerkt, erfrischt dies hervorragend die Atemwege). Fenchelsamen helfen auch, die Muttermilch zu fördern.

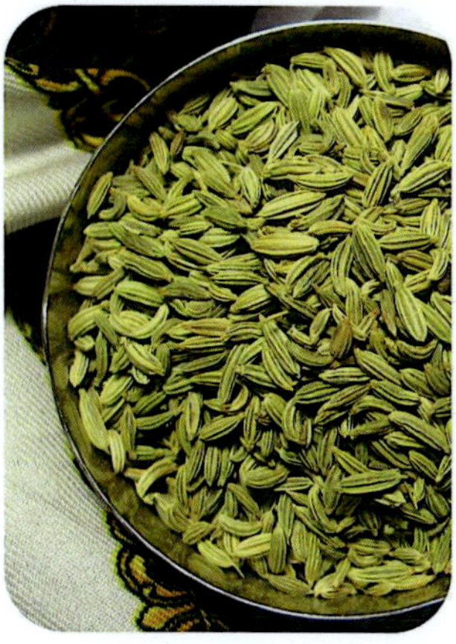

GARAM MASALA

(Indische Gewürzmischung)

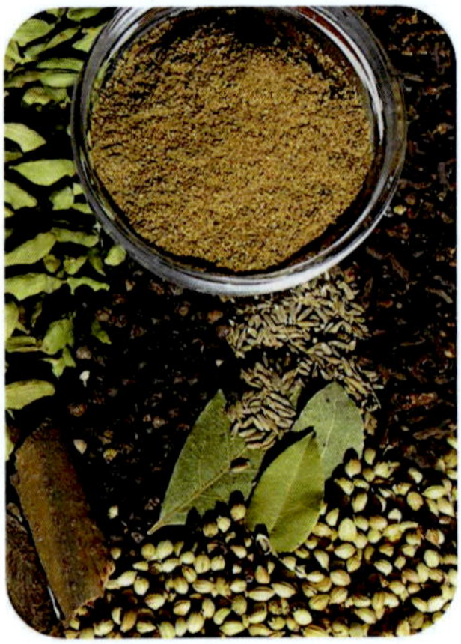

Besteht hauptsächlich aus Koriander, Kreuzkümmelsamen, schwarzem Pfeffer, schwarzen und grünen Kardamomsamen, Gewürznelken, Lorbeerblättern, Muskatblüte und Zimt. Manche Masalas, deren Grundbestandteil Pfeffer und Nelken sind, können richtig scharf sein und andere, aus Muskatblüte, Zimt und Kardamom sind eher mild und fein aromatisch. Garam Masala kann aus einem Dutzend Gewürzen und mehr bestehen. Garam bedeutet "warm" bzw. "erhitzen" - was darauf hindeutet, dass die Zutaten eine angenehme Wärme im Körper erzeugen. Wegen der großen Würzkraft sollte die Mischung nicht zu üppig verwendet werden. Auch nicht zu lange mitkochen, sondern erst am Ende des Kochvorgangs dazugeben. Ein mildes Masala wird kurz vor dem Servieren eines Gerichts hinzugefügt und die Speisen damit abgeschmeckt. Das ist wichtig für die Aromaerhaltung und die Entfaltung der ätherischen Öle.

GRANATAPFELPULVER

Die besonders enzymhaltige Frucht bietet sich sehr gut bei Magenproblemen an und unterstützt außerdem die Verdauung. Im Asia-Laden finden sich zudem auch getrocknete Granatapfelkerne bzw. Granatapfelpulver.

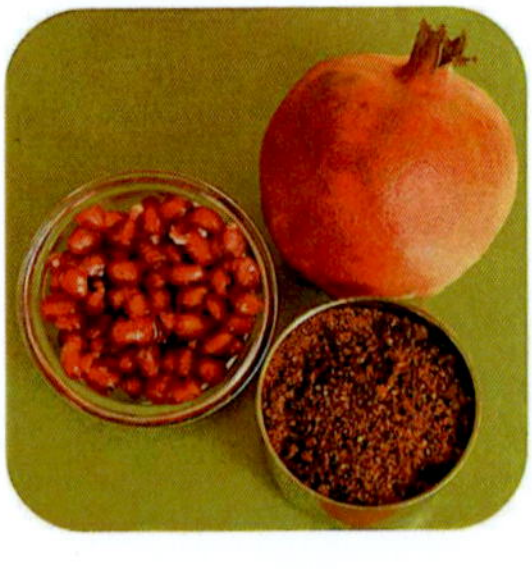

GELBWURZ (Curcuma)

Sanskrit: Haldi, Haridra

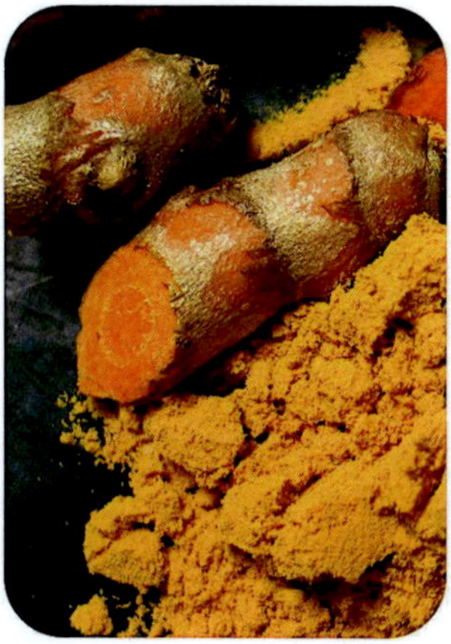

Gelbwurz, auch Curcuma oder Turmerik genannt, ist Hauptbestandteil des Currypulvers. Curcuma hat im getrockneten und gemahlenen Zustand eine intensive hellgelbe Farbe und wird deshalb auch heute noch in Asien nicht nur zum Würzen verwendet, sondern auch zum Färben von Kleidern. Deshalb empfiehlt es sich, beim Kochen auf Spritzer/Flecken zu achten, da diese nur sehr schwer zu entfernen sind. Beachten Sie bitte, dass Curcuma richtig angebraten werden sollte. Sie darf nicht zu leicht angebraten werden, aber auch nicht verbrennen, da sich sonst ein bitterer Geschmack entfaltet. Aus ayurvedischer Sicht hat Curcuma eine reinigende Wirkung.

TIPP: Gelbwurz hilft die Gifte im Körper zu neutralisieren, den Gallefluss und die Leberfunktionen anzuregen und – wie neuerdings auch herausgefunden wurde – den Cholesterinspiegel zu senken. Curcuma wirkt entzündungshemmend und stoffwechselanregend, sie ist ein wichtiges Heilgewürz bei Störungen der Darmflora. Äußerlich angewendet als Paste (Curcumapulver in heißem Ghee leicht anbraten) hilft es Infektionen zu stoppen. Dabei entfaltet das Gewürz eine antiseptische und abschwellende Wirkung. Nach neuesten wissenschaftlichen Untersuchungen soll Curcuma vorbeugend gegen Darmkrebs helfen. Bei Bewusstlosigkeit gibt man dem Betroffenen Milch mit etwas Curcuma.

STEINSALZ

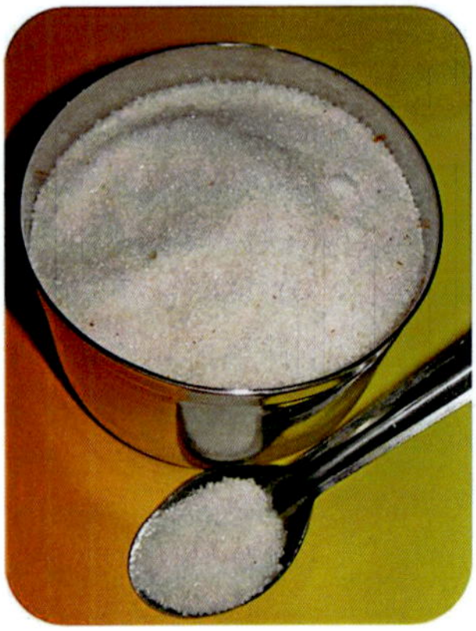

Salz, dass in Salzstöcken unter der Erde lagert, bezeichnet man als Steinsalz. Es wird in Salzbergwerken bergmännisch aus dem Stein geschlagen oder gesprengt. Hierbei ist die handwerkliche geschlagene Salzfreilegung zu bevorzugen, da somit keine Sprengkörperrückstände mit dem Salz bzw. dem Essen mitverzehrt werden.

TIPP: Steinsalz findet selbstverständlich nicht allein als eines der Hauptgewürze seine sinnvolle Anwendung, sondern wird auch äußerlich u. a. für Inhalationen, Spülungen und Entspannungsbäder eingesetzt.

INGWER

Sanskrit: Sunthi, Vishabhesaj

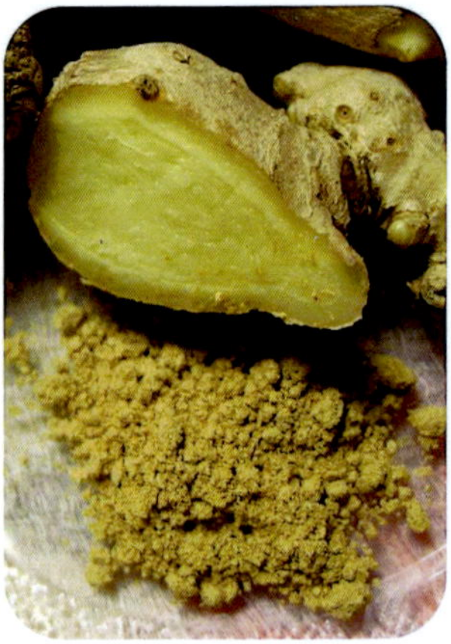

Der Sanskritname Vishabhesaj bedeutet „die universale Medizin" und zeigt uns bereits, welch hohen Stellenwert Ingwer in der ayurvedischen Küche hat. Er ist ein Stammgewürz und fehlt kaum in einem Gericht. Zum Kochen verwenden wir die frische Ingwerwurzel.

TIPP: Ingwer fördert die Verdauung, hilft gegen Blähungen und Darmkoliken und unterstützt auch die Verbrennung und Ausscheidung von Giftstoffen aus dem Darm. Auch hilft er neben anderen Heilgewürzen zur Erhaltung einer gesunden Darmflora und trägt sogar zur Stärkung des Herzens und des Immunsystems bei. Ingwertee ist besonders in den kalten Wintermonaten sehr zu empfehlen, weil er Erkältungen heilen hilft und auch Schleim „trocknet".

KARDAMOM

Sanskrit: Ela

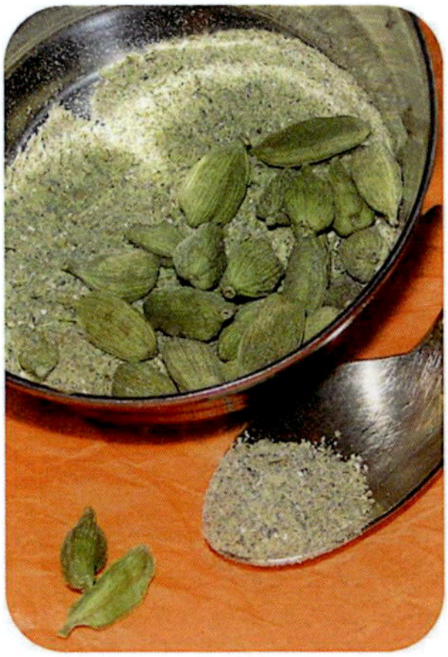

Kardamom ist bei uns hauptsächlich aus der Weihnachtsbäckerei bekannt, doch spielt er in der indisch-ayurvedischen Küche eine weitaus größere Rolle. In Asia-Läden werden sowohl grüne als auch große, braune Kardamomkapseln angeboten. Kardamom wird oft zum Würzen von Süßspeisen und Chai (indischer Tee) verwendet.

TIPP: Kardamom regt nicht nur die Verdauung an, sondern regelt auch die Darmtätigkeit und kräftigt das Herz. In der Ayurveda besitzt er auch gedächtnisfördernde Eigenschaften. Besonders gut geeignet ist er auch für Kinder mit Appetitstörungen. Man kann den Bananenbrei mit einer Prise gemahlenem Kardamom bekömmlicher machen, um Verstopfung bei Kleinkindern vorzubeugen.

Fügt man Milch etwas Kardamom bei, wird die erhöhte Schleimproduktion unterbunden und die Milch wird bekömmlicher.

Bei Schluckauf kocht man ein Glas Wasser mit einer zerstoßenen Kardamomkapsel solange auf, bis der Sud auf die Hälfte der Wassermenge reduziert ist.

KORIANDER

Sanskrit: Dhanyaka

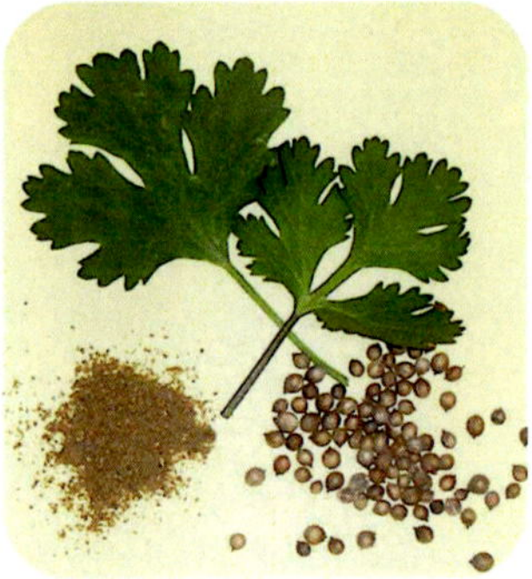

Koriander wird auch asiatische Petersilie genannt. Man verwendet sowohl die Samen als auch die Blätter der Pflanze.
Die frischen Korianderblätter werden in Indien so häufig genutzt, wie bei uns die Petersilie. Deswegen lohnt es sich immer, etwas frischen Koriander im Hause zu haben. Zur Erhaltung der Frische legt man die Blätter in etwas Wasser und bewahrt diese z. B. im Kühlschrank auf. Sie verleihen dem Essen ein frisches Aroma. Als Ersatz kann man auch getrocknete Korianderblätter, in Asia-Läden erhältlich, verwenden.

TIPP: Die im Koriander enthaltenen Öle helfen der Verdauung und haben im Gegensatz zu den „heißen" Gewürzen wie Garam Masala, Pfeffer oder Curcuma, eine „kühlende" Wirkung – gemäß dem Yin-Yang-Prinzip.

KÖNIGSKÜMMEL

Sanskrit: Ajuwan

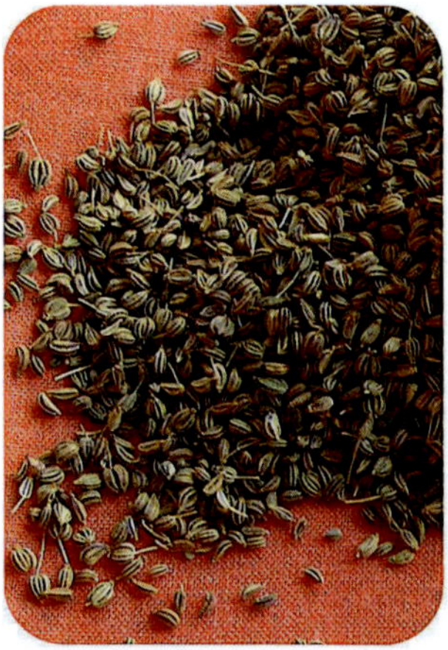

In der Küche findet sich dieses Gewürz z. B. in Chapatis (indische Fladenbrote) bzw. Pakoras (in Kichererbsenmehl ausgebackenes Gemüse) wieder.

TIPP: Die Samen des Königskümmels werden gerne bei Beschwerden im Magen-Darm-Trakt eingesetzt. So wirkt Ajuwan verdauungs-fördernd und entspannt sofort bei krampfartigen Schmerzen. Bei Magenbeschwerden und Übelkeit empfehlen wir eine Prise Schwarzsalz und Ajuwan zu zerkauen und danach etwas lauwarmes Wasser zu trinken.

KREUZKÜMMEL

Sanskrit: Jiraka, Cumin

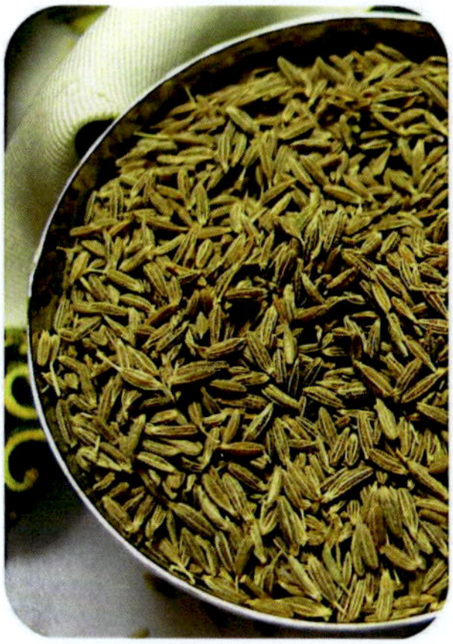

Beim Kreuzkümmel handelt es sich um sehr aromatische Samen, die ganz oder gemahlen in zahlreichen indischen und nahöstlichen Gerichten ihre Verwendung finden. Kreuzkümmel wird irrtümlicherweise oft mit Kümmel verwechselt, obwohl das Aroma entschieden anders ist. Damit der Kreuzkümmel seine ätherischen Öle am besten entfalten kann, wird er vor Anwendung in einem Mörser angestoßen.

TIPP: Der Kreuzkümmel wird speziell bei Blähungen, Koliken, Verdauungsproblemen und Durchfall eingesetzt. Eine oft willkommene Begleiterscheinung ist die Verdrängung von Appetitlosigkeit.

MANGOPULVER

Sanskrit: Amchur

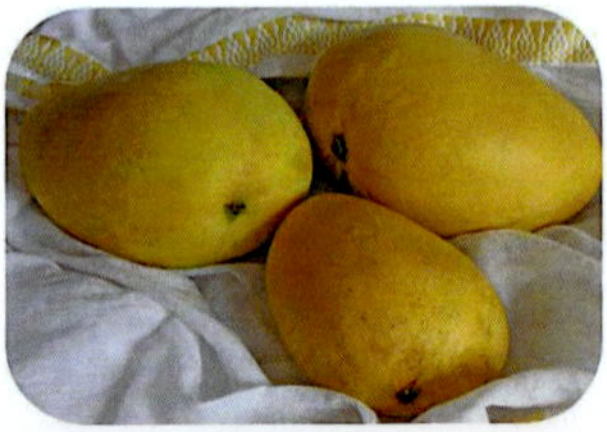

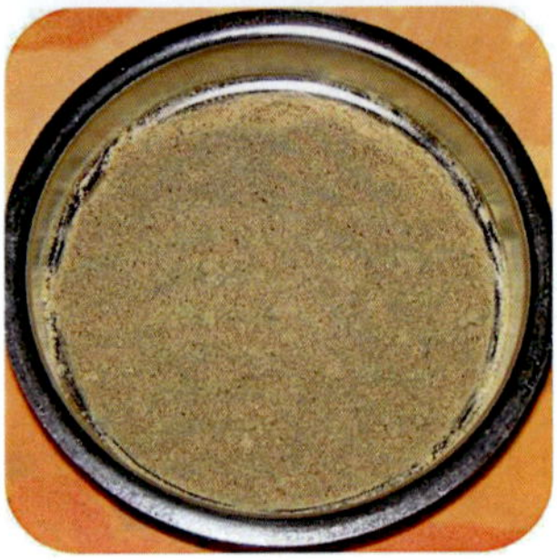

Mangos werden in Indien nicht nur als wohlschmeckende Früchte und wichtige Enzymlieferanten geschätzt, sondern auch als herbe und unreife Frucht zu Mangopulver verarbeitet. Als saures Würzmittel findet Amchur oft in Gemüse- und Linsengerichten seine Verwendung. Durch den besonders intensiven Geschmack empfiehlt sich die sparsame Hinzugabe auf das bereits fertige Gericht.

TIPP: Die in der Mangofrucht enthaltenen Enzyme unterstützen den Körper bei dem Transport von Vitaminen.

SCHWARZSALZ

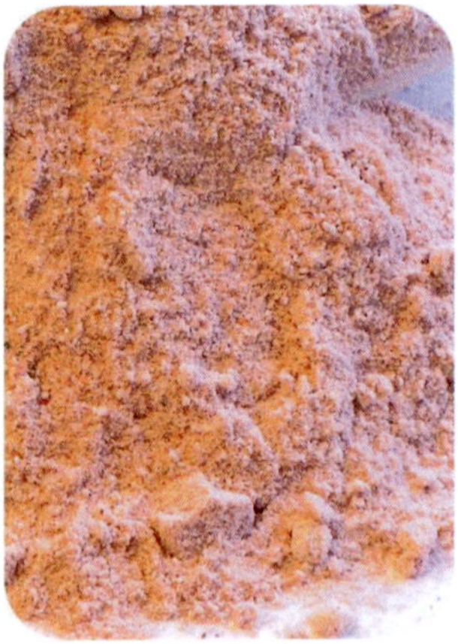

Dieses Spezialsalz ist nicht, wie der Name möglicherweise vermuten lässt, schwarz, sondern vielmehr rötlich-grau bis rosa. Schwarzsalz ist reich an wertvollen Mineralien, insbesondere an Eisen. Es sollte auf Grund des besonders intensiven Geruches in einem luftdichten Behälter aufbewahrt werden.

TIPP: In der Heilkunde wird Schwarzsalz als „luftaustreibendes“ Mittel verabreicht, um durch zuviel Luft hervorgerufene Schmerzen und Krämpfe zu lindern.

SENFKÖRNER

Sanskrit: Rai

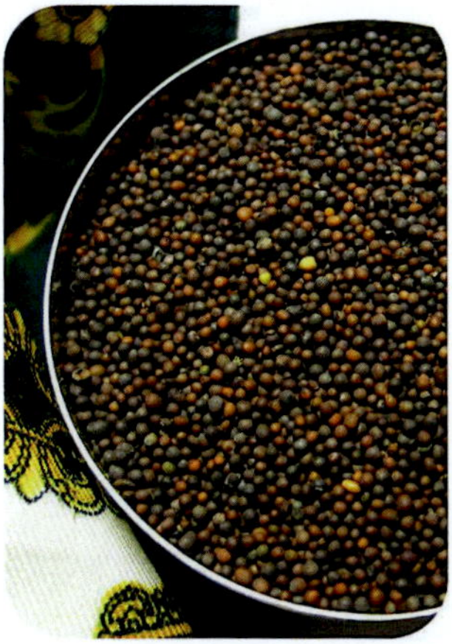

Die Körner der Senfpflanze würzen nicht nur herzhaft, sondern sind seit dem Mittelalter für ihre Heilkraft bekannt. In der ayurvedischen Küche werden schwarze Senfkörner verwendet.

TIPP: Senfkörner lindern Gelenkschmerzen, bringen den Kreislauf in Schwung und helfen sogar bei Erkältungen. Diese treiben außerdem negative Energien aus.

TAMARINDE

Sanskrit: Imli

Die Tamarinde wird auf Grund ihres süßsauren Geschmacks oft auch „Sauerdattel" genannt. In der Küche wird die Tamarinde oft in Saucen mit einer süßsauren Geschmacksnote verarbeitet.

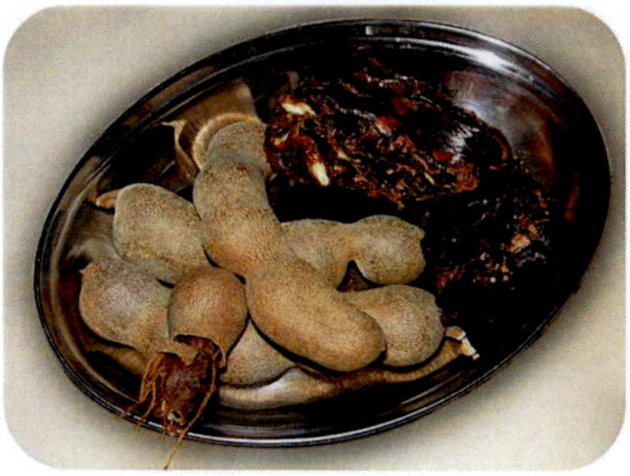

TIPP: Das fast schwarze Fruchtmark der Tamarinde hat einen besonders hohen Anteil an natürlichem Vitamin C. Die Hülsenfrucht ist somit sehr immunstärkend.

ZIMT

Sanskrit: Dalchini

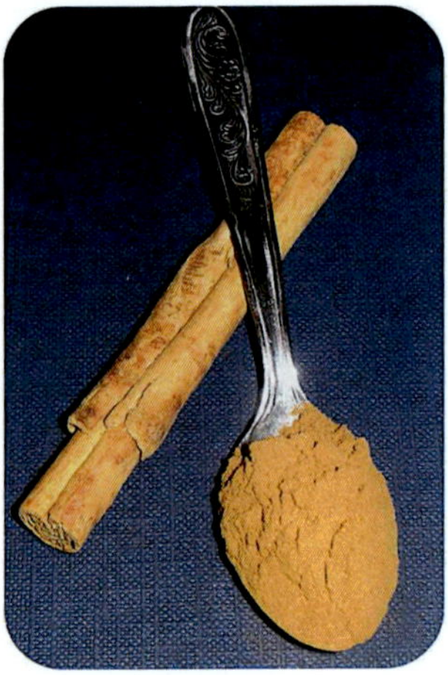

Zimt ist in Stangen oder als Pulver erhältlich. Man sollte jedoch die Stangen vorziehen oder kleine Mengen an Pulver kaufen, da der Geschmack und das Aroma des Pulvers ziemlich schnell nachlassen.

TIPP: Die Eigenschaften sind zahlreich: So wirkt Zimt z. B. antiseptisch, antibakteriell, wärmend und entkrampfend. Die wohl wichtigste Wirkung des Zimtes lässt sich jedoch in der positiven Beeinflussung des Blutzucker- und Blutfettspiegels feststellen. Laut Studie des Diabetes Care 26, 2003, 3215-3218, lässt sich schon mit einem Gramm Zimt eine Senkung des Blutzucker- und Blutfettspiegels bewirken. Zimt dient folglich gut als Blutverdünnungsmittel. Um die beschriebenen Effekte zu erzielen, kocht man morgens 5 g Zimt in Wasser auf, lässt dies gut ziehen und trinkt anschließend den Sud auf nüchternem Magen. Bereits nach einer Woche lassen sich die ersten positiven Ergebnisse feststellen. Bei Schwangerschaft sollten jedoch größere Mengen an Zimt unbedingt vermieden werden.

PAPRIKA (süß)

Sanskrit: Deghi Mirch

Trotz der großen Vielfalt der spitz zulaufenden Schote, wird in der ayurvedischen Küche die schärfefreie milde Paprika vorgezogen.

TIPP: Paprika ist eine reiche Quelle für die Vitamine A, C und E. In der Heilkunde findet diese oft dank der verdauungsfördernden Eigenschaft ihre Anerkennung. Auch bei Durchblutungsstörungen und einer trägen Immunaktivität wirkt sie sehr unterstützend. Die süße Paprika ist demnach fester Bestandteil fast aller ayurvedischen Gerichte.

SCHWARZER PFEFFER

Sanskrit: Pippali

In den meisten europäischen Sprachen stammt der Name für Pfeffer von der altindischen Sanskrit Bezeichnung "pippali" ab. Pfeffer und auch andere nahe verwandte Gewürzarten werden ursprünglich an einem bestimmten Ort in Indien seit Jahrtausenden angebaut.

TIPP: Schwarzer Pfeffer wirkt auf das Kreislaufsystem anregend und im Verdauungssystem antiseptisch. Pfeffer ist verdauungsfördernd und appetitanregend. Ebenfalls erwiesen sind eine entzündungshemmende und fiebersenkende Wirkung bzw. die Stärkung der Sehkraft.

BUCHEMPFEHLUNG

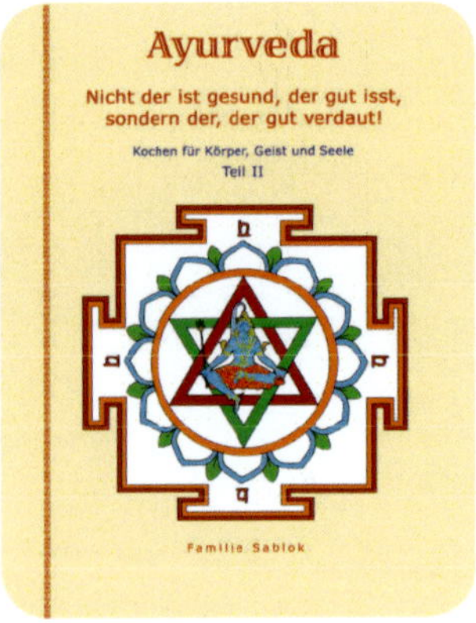

Ayurveda Kochbuch Teil II

Nicht der ist gesund, der gut isst, sondern der, der gut verdaut!

Kochen für Körper, Geist und Seele

von Familie Sablok

ISBN: 978 – 3 – 9812796-7-2

KONTAKT

Ayurveda Kochkurse: **www.AyurvedaKochen.de**
eMail: info@AyurvedaKochen.de

Weitere Angebote: **www.Dharma-Center.de**
eMail: info@Dharma-Center.de

Unser soziales Engagement: **www.Aumpage.de**
eMail: info@Aumpage.de

Sita Ram Verlag: **www.SitaRamVerlag.de**
eMail: info@SitaRamVerlag.de

Tel.: + 49 (0)162 43 88 646
(Frau Porcedda D´Isa)

Fax: + 49 (0)911 410 72 99